Iddah Ali

# Tuberculose em doentes imunocomprometidos

AF321017

Iddah Ali

# Tuberculose em doentes imunocomprometidos

ScienciaScripts

**Imprint**

Any brand names and product names mentioned in this book are subject to trademark, brand or patent protection and are trademarks or registered trademarks of their respective holders. The use of brand names, product names, common names, trade names, product descriptions etc. even without a particular marking in this work is in no way to be construed to mean that such names may be regarded as unrestricted in respect of trademark and brand protection legislation and could thus be used by anyone.

Cover image: www.ingimage.com

This book is a translation from the original published under ISBN 978-620-2-05480-5.

Publisher:
Sciencia Scripts
is a trademark of
Dodo Books Indian Ocean Ltd. and OmniScriptum S.R.L publishing group

120 High Road, East Finchley, London, N2 9ED, United Kingdom
Str. Armeneasca 28/1, office 1, Chisinau MD-2012, Republic of Moldova, Europe
Printed at: see last page
ISBN: 978-620-8-17677-8

Copyright © Iddah Ali
Copyright © 2024 Dodo Books Indian Ocean Ltd. and OmniScriptum S.R.L publishing group

# ÍNDICE DE CONTEÚDOS

**Dedicação**

Este livro é dedicado aos nossos alunos que têm sido uma fonte de inspiração ao longo dos anos e cuja investigação e perspicácia resultaram nos conhecimentos aqui descritos.

# Prefácio

É um privilégio ter sido convidado a escrever este prefácio. O trabalho da Dr.ª Iddah Ali está, sem dúvida, associado a alguns dos maiores marcos registados no campo da tuberculose. Aqueles de nós que vivem em África e que trabalham com a tuberculose, quer na prática clínica quer na investigação, estão talvez habituados a ouvir as pessoas perguntarem: "Já não temos tuberculose, pois não? Infelizmente, isso não é verdade. A tuberculose continua a ser um problema de todos e, em alguns países como a África Subsariana, nos últimos anos tem-se assistido a um aumento do número de casos notificados, nomeadamente em doentes com VIH.

A co-infeção entre o VIH e a tuberculose é a principal causa de morte em doentes infectados com VIH que vivem em países com recursos limitados e que têm acesso a programas de tratamento antirretroviral (TARV). Em 2010, registaram-se 350 000 mortes relacionadas com a tuberculose em pessoas infectadas pelo VIH, a maioria das quais em países em desenvolvimento, e estimava-se que 22,5 milhões de pessoas viviam com o VIH na África Subsariana. Durante o mesmo ano, foram notificados 2,8 milhões de novos casos de tuberculose em África, a maioria na região subsariana; e 37% dos episódios de tuberculose foram diagnosticados em doentes infectados pelo VIH. Um grande desafio para o diagnóstico da tuberculose pulmonar (PTB) é a alteração da apresentação da PTB devido à infeção pelo VIH. A infeção pelo VIH aumenta o risco de desenvolver tuberculose, mas também modifica a apresentação clínica da doença (Moore, 2007). Os doentes infectados pelo VIH têm duas vezes mais probabilidades de apresentar tuberculose pulmonar negativa na baciloscopia da expetoração (PTB) do que os doentes não infectados pelo VIH e a tuberculose extra-pulmonar (EPTB) é também mais frequente nos doentes seropositivos, o que contribui para atrasar o diagnóstico da tuberculose, conduzindo a uma elevada mortalidade, e representa um importante encargo para os sistemas de saúde. O problema agrava-se em contextos de recursos limitados, sem acesso de rotina à cultura de micobactérias ou a outros testes de diagnóstico altamente sensíveis. Há muito que se reconhece a alteração da apresentação clínica e radiográfica da PTB nas pessoas infectadas pelo VIH. Há uma grande necessidade de implementar novos métodos de diagnóstico da tuberculose para aumentar a sensibilidade e a rapidez do diagnóstico nestes grupos de doentes, especialmente tendo em conta a sua elevada mortalidade e o risco de transmissão nosocomial.

Foram feitos avanços promissores na área do diagnóstico, propondo a perspetiva de uma identificação e tratamento precoces da doença ativa, reduzindo assim o número de doentes infectados na comunidade. Esta é a primeira edição de Tuberculose em Doentes Imunocomprometidos, que constitui uma excelente ferramenta para todos os que trabalham no tratamento e, finalmente, na derrota da tuberculose, abrangendo todos os aspectos desde a patologia até ao diagnóstico, tratamento, controlo e prevenção.

Este livro destina-se a investigadores no domínio da tuberculose, clínicos, técnicos de laboratório de diagnóstico, estudantes de licenciatura, pós-graduação e de medicina.

*Professor. John. Okutoyi. Wambani*
*Reitor da Escola de Ciências da Saúde*
*Alupe University College, Busia-*
*Quénia*

# Prefácio

Esta revisão da Tuberculose destina-se a estudantes de medicina e de pós-graduação que estudam no Quénia, bem como noutras partes de África. Este livro não deve ser utilizado como substituto de um texto importante sobre a Tuberculose, mas sim como uma revisão da informação que foi aprendida em cursos de formação.

O livro está dividido em 10 capítulos que cobrem os principais tópicos na área da tuberculose. Em cada capítulo, são descritos os sinais, sintomas e etiologia importantes das doenças, bem como os mecanismos de prevenção da infeção e os meios de identificação e diagnóstico do agente causador. O texto é apresentado de uma forma que facilita a revisão rápida de factos importantes.

*Dr. Iddah M. Ali Departamento de*
*Ciências Laboratoriais Médicas Escola de*
*Ciências da Saúde Faculdade*
*Universitária de Alupe, Busia - Quénia*

# Agradecimentos

Uma publicação deste género nunca poderá ser realizada sem a ajuda de um certo número de pessoas. Pelas suas generosas contribuições de ideias, orientação inestimável, tempo e encorajamento ao longo do processo de desenvolvimento deste livro, o falecido Professor Ofulla Ayub, V.O. Dr. Guyah. Bernard, e ao Dr. Ng'wena, A.G. Magak, pela sua motivação contínua, pelas interessantes e úteis discussões académicas, pelos sábios conselhos, pela revisão detalhada e pela crítica deste trabalho.

Gostaria também de agradecer ao Dr. Wilfred Emonyi, com quem trabalhei de perto em muitos aspectos deste projeto. O seu contributo académico e as suas críticas ao meu trabalho reforçaram o meu vigor científico e a minha atenção aos pormenores. Gostaria de agradecer a todo o pessoal de investigação dedicado da Unidade de Laboratório de Tuberculose (Laboratórios MTRH), sem o qual não teria conseguido chegar até aqui.

A minha eterna gratidão é extensiva à editora deste livro, Karina Sabanova, que é a editora de aquisição deste livro, pelos seus sábios conselhos e pela sua disponibilidade para disponibilizar o seu tempo para tratar deste projeto de livro, bem como para participar no processo de publicação e comercialização deste livro.

Um grande agradecimento a toda a equipa da LAP LAMBERT Academic Publishing, por aceitar publicar, dedicar o seu tempo a este livro e distribuir o meu trabalho.

Por último, agradeço à minha família pelo seu amor, apoio e encorajamento durante este projeto de escrita de um livro e por ter alimentado e desenvolvido os meus interesses e entusiasmo académicos e por me ter dado a oportunidade de ser educado.

Um agradecimento especial à minha família direta, ao meu marido Salim Bakhit e à minha filha Rayann Salim e ao meu filho Fahad Salim, por terem aguentado mesmo quando eu estava longe de casa.

Por último, gostaria de agradecer ao Senhor (ALLAH) todo-poderoso pelo seu amor e cuidado para comigo.

*Dr. Iddah M. Ali*
*Departamento de Ciências do Laboratório*
*Médico Escola de Ciências da Saúde*
*Faculdade da Universidade de Alupe,*
*Busia - Quénia*

# Capítulo Um

## INTRODUÇÃO

### 1.1 INTRODUÇÃO

A co-infeção entre o VIH e a tuberculose é a principal causa de morte em doentes infectados com VIH que vivem em países com recursos limitados e que têm acesso a programas de tratamento antirretroviral (TARV). Em 2010, registaram-se 350 000 mortes relacionadas com a tuberculose em pessoas infectadas pelo VIH, a maioria das quais em países em desenvolvimento, e estimava-se que 22,5 milhões de pessoas viviam com o VIH na África Subsariana (OMS, 2010). Durante o mesmo ano, foram notificados 2,8 milhões de novos casos de tuberculose em África, a maioria na região subsariana; e 37% dos episódios de tuberculose foram diagnosticados em doentes infectados pelo VIH. Um grande desafio para o diagnóstico da tuberculose pulmonar (PTB) é a alteração da apresentação da PTB devido à infeção pelo VIH (Corbett, 2003; Getahun, 2007). A infeção pelo VIH aumenta o risco de desenvolver tuberculose, mas também modifica a apresentação clínica da doença (Moore, 2007). Os doentes infectados pelo VIH têm duas vezes mais probabilidades de sofrer de tuberculose pulmonar com baciloscopia negativa (PTB) do que os doentes não infectados pelo VIH e a tuberculose extra-pulmonar (EPTB) é também mais comum nos doentes seropositivos (Bassett, 2010), o que contribui para atrasar o diagnóstico da tuberculose, conduzindo a uma elevada mortalidade, e representa um importante encargo para os sistemas de saúde. O problema agrava-se em contextos de recursos limitados, sem acesso de rotina à cultura de micobactérias ou a outros testes de diagnóstico altamente sensíveis (Cohen, 2010; Getahun, 2011; Lawn *et al,* 2005). Há muito que se reconhece a alteração da apresentação clínica e radiográfica da PTB nas pessoas infectadas pelo VIH (Dawson, 2010; Den Boon, 2005). Podem ser utilizadas baciloscopias diretas, mas são frequentemente negativas e não diferenciam a mycobacterium tuberculosis da mycobacterium não tuberculosa (Lawn *et al,* 2011). A cultura, que é mais sensível, pode demorar 2 a 8 semanas devido à taxa de crescimento lento da micobactéria, enquanto a cultura líquida pode demorar 7-10 dias (Monkongdee, 2009). Há uma grande necessidade de implementar novos métodos de diagnóstico da tuberculose para aumentar a sensibilidade e a rapidez do diagnóstico nestes grupos de doentes, especialmente tendo em conta a sua elevada mortalidade e o risco de transmissão nosocomial (Reid, 2009). Atualmente, está a surgir uma série de novos diagnósticos para a tuberculose, utilizando várias tecnologias diferentes (Gopinath, 2009). Uma área de interesse renovado tem-se centrado no potencial de diagnóstico da TB a partir da análise de amostras de urina (Green, 2009; Lawn *et al,* 2009; Pai, 2009). A urina tem muitas caraterísticas que a tornam uma amostra potencialmente útil para o diagnóstico da TB, uma vez que é simples de obter, mesmo em doentes muito doentes que podem não ser capazes de produzir expetoração. A colheita de urina não gera aerossóis infecciosos perigosos e é relativamente limpa e fácil de manusear no laboratório. A urina pode ser cultivada, testada por reação em cadeia da polimerase (PCR) para ADN transrenal micobacteriano ou testada para antigénios micobacterianos específicos, como o lipoarabinomanano (LAM) (Boehme *et al.,* 2010). Estudos recentes demonstraram que o LAM na urina pode ter valor diagnóstico em doentes infectados pelo VIH com contagens baixas de CD4+ (Wood *et al.,* 2012). Atualmente, não existem dados sobre a utilidade diagnóstica quando uma amostra de expetoração é comparada com uma amostra de urina (Hillemann, 2011).

Recentemente, o ensaio molecular rápido Gene Xpert MTB/RIF (Boehme *et al.,* 2011) foi aprovado pelo Conselho Consultivo Científico e Técnico da Organização Mundial de Saúde (OMS) como o teste rápido mais sensível para o diagnóstico da TB em amostras respiratórias paucibacilares (OMS, 2011). No entanto, há também relatos de que esta plataforma de diagnóstico está a ser utilizada para diagnosticar a TB através da análise de uma série de amostras extrapulmonares, incluindo a urina. A exatidão do diagnóstico será avaliada por comparação com os resultados da cultura de urina de micobactérias. Esta tecnologia pode ser uma ferramenta promissora para a deteção rápida da tuberculose em amostras de urina em indivíduos com mycobacterium tuberculosis (TB ativa) antes de iniciarem a terapia antirretroviral (TARV).

## 1.1.1 ETIOLOGIA

A tuberculose é causada por um grupo de espécies de bactérias conhecidas como o complexo mycobacterium tuberculosis. Estas incluem: M. *tuberculosis,* M. *bovis,* M. *africanum,* M. *microtys* e M. *canetti.* O M. *tuberculosis* é responsável pela maioria dos casos de TB (Iseman, 2000).

## 1.1.2 PATOGENESE

A tuberculose é transmitida por uma pessoa através da via aerossol. O pulmão é o primeiro local de infeção por M. *tuberculosis.* A maioria das infecções resolve-se com cicatrizes locais e é conhecida como complexo primário. No entanto, a infeção pode disseminar-se a partir do foco primário por todo o corpo, o que é designado por disseminação miliar. A disseminação miliar pode resolver-se espontaneamente ou evoluir para uma infeção localizada. A resistência à tuberculose depende da função das células T. A doença pode reativar-se quando a imunidade diminui. Os doentes com VIH são susceptíveis de desenvolver doença assintomática (Jayasankar, 1999).

A Mycobacterium tuberculosis é ingerida pelos macrófagos, mas escapa ao fagolisossoma e multiplica-se no citoplasma. Em resposta, o sistema imunitário provoca a destruição local dos tecidos, o que é designado por cavitação, e efeitos imunitários mediados por citocinas, que são sistémicos, causando febre e perda de peso. Foram identificados muitos antigénios como possíveis determinantes de virulência. Por exemplo, o lipoarabinomanano que estimula a produção de citocinas e a superóxido dismutase que, por sua vez, promove a sobrevivência intramacrofágica (Schlesinger, 1994).

As caraterísticas clínicas incluem: pode afetar vários órgãos do corpo, causando tanto condições inflamatórias como malignas. No caso da tuberculose pulmonar, pode apresentar tosse persistente, hemoptise, febre e perda de peso e, por vezes, uma pneumonia bacteriana recorrente. Se não for tratada, a infeção torna-se crónica causando meningite tuberculosa que se caracteriza por febre e deterioração do nível de consciência. A infeção renal pode resultar em infeção local, febre e perda de peso. Esta situação pode ser complicada pela presença de fibrose ureteral e hidronefrose. A infeção também pode afetar a coluna lombossacra, que é o local mais comum de infeção, causando colapso vertebral e compressão dos nervos. Também pode estar presente pus, causando abcesso do psoas. Se a infeção afetar as articulações, pode causar artrite destrutiva. Em caso de infeção abdominal, podem estar presentes linfadenopatia mesentérica e peritonite crónica. A infeção abdominal pode manifestar-se por febre, perda de peso, ascite e má absorção intestinal. A tuberculose disseminada pode ocorrer sem evidência de infeção pulmonar ativa.

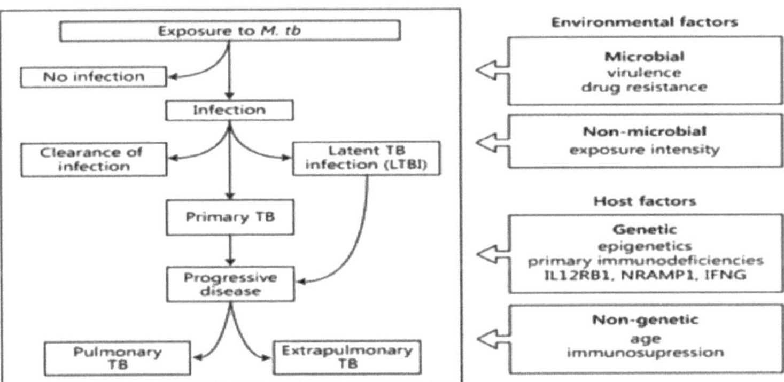


**Figura 1: Representação esquemática da patogénese da TB. Desde a exposição ao M. tuberculosis até à progressão para a doença da TB ativa. As diferentes fases da patogénese são influenciadas por uma variedade de factores ambientais (microbianos/não microbianos) e do hospedeiro (genéticos/não genéticos).**

# Bibliografia


OMS. (2010). Roteiro para a implantação do Xpert MTB/RIF para o diagnóstico rápido da TB e da TB-MDR o. Número do documento)

E. L. Corbett, C. J. W., N. Walker (2003). "The growing burden of tuberculosis: global trends and interactions with the HIV epidemic,". Archives of Internal Medicine, 163(9), 1009-1021.

H. Getahun, M. H., R. O'Brien, e P. Nunn, (2007). "Diagnosis of smear-negative pulmonary tuberculosis in people with HIV infection or AIDS in resource-constrained settings: informing urgent policy changes," The Lancet, 369(9578), 2042-2049.

Moore D, L. C., Ekwaru P, Were W, Mwima G, Solberg P,. (2007). Prevalência, incidência e mortalidade associadas à tuberculose em doentes infectados pelo VIH que iniciam a terapia antirretroviral na zona rural do Uganda. AIDS, 21, 713-719.

Bassett IV, W. B., Chetty S, Giddy J, Losina E, Mazibuko M. (2010). Rastreio intensivo da tuberculose em doentes infectados pelo VIH que iniciam a terapia antirretroviral em Durban, África do Sul. Clin Infect Dis, 51, 823-829.

Cohen T, M. M., Wallengren K, Alvarez GG, Samuel EY, Wilson D. (2010). A prevalência e a sensibilidade aos medicamentos da tuberculose entre os pacientes que morrem no hospital em KwaZulu-Natal, África do Sul: um estudo post-mortem. PLoS Med., 7, 1000296.

Lawn SD, M. L., Orrell C, Bekker LG, Wood R. (2005). Early mortality among adults accessing a community-based antiretroviral service in South Africa: implications for programme design. AIDS, 19, 2141-2148.

Dawson R, M. P., Edwards DJ, Bateman ED, Bekker LG, Wood R. (2010). Sistema de leitura e registo de radiografias de tórax: avaliação do rastreio da tuberculose em doentes com VIH avançado. Int J Tuberc Lung Dis, 14, 14:52-18.

Den Boon S, B. E., Enarson DA, Borgdorff MW, Verver S, Lombard CJ, (2005). Desenvolvimento e avaliação de um novo sistema de leitura e registo de radiografias torácicas para inquéritos epidemiológicos sobre tuberculose e doenças pulmonares. Int J Tuberc Lung Dis, 9, 1088-1096.

Lawn SD, B. S., Kranzer K, Nicol MP, Whitelaw A, Vogt M,. (2011). Rastreio da tuberculose associada ao VIH e da resistência à rifampicina antes da terapia antirretroviral utilizando o ensaio Xpert MTB/RIF: Um estudo prospetivo. PLoS Med, 8, e1001067.

Lawn SD, K. A., Vogt M, Wood R. (2011). Precisão do diagnóstico de um ensaio de rastreio de baixo custo, com antigénio na urina e no local de prestação de cuidados, para a tuberculose pulmonar associada ao VIH antes da terapia antirretroviral: um estudo descritivo. . Lancet Infect Dis.

Monkongdee P, M. K., Cain KP, Tasaneeyapan T, Nguyen HD, Nguyen TN. (2009). Rendimento do esfregaço ácido-rápido e da cultura de micobactérias para o diagnóstico da tuberculose em pessoas com o vírus da imunodeficiência humana. Am J Respir Crit Care Med, 180, 903-908.

Green C, H. J., Talbot E, Mwaba P, Reither K, Zumla AI. (2009). Diagnóstico rápido da tuberculose através da deteção de ADN micobacteriano na urina por métodos de amplificação de ácidos nucleicos. Lancet Infect Dis, 9, 505-511.

Pai M, M. J., Sohn H, Zwerling A, Perkins MD. (2009). Tecnologias novas e melhoradas para o diagnóstico da tuberculose: progressos e desafios. Clin Chest Med, 30, 701-716.

Boehme CC, N. P., Hillemann D, Nicol MP, Shenai S, Krapp F. (2010). Deteção Molecular Rápida da Tuberculose e da Resistência à Rifampicina. N Engl J Med, 363, 1005-1015.

Wood R, R. K., Bekker LG, Middelkoop K, Vogt M, Kreiswirth B, Lawn SD. (2012). Fatores do hospedeiro e do patógeno que afetam a deteção de lipoarabinomanano na urina durante o tratamento da tuberculose e associação com micobacteriúria. BMC Infect Dis, 12, 47.

Hillemann D, R.-G. S., Boehme C, Richter E. (2011). Deteção molecular rápida da tuberculose extrapulmonar pelo sistema automatizado GeneXpert MTB/RIF. . J Clin Microbiol, 49, 1202-1205.

Boehme CC, N. M., Nabeta P, Michael JS, Gotuzzo E,. (2011). Viabilidade, exatidão do diagnóstico e eficácia da utilização descentralizada do teste Xpert MTB/RIF para o diagnóstico da tuberculose e da multirresistência: um estudo de implementação multicêntrico. Lancet, 377, 1495-1505.

OMS. (2011). Implementação rápida do teste de diagnóstico XpertMTB/RIF o. Número do documento)

Iseman MD, Lippincott, Williams 2000. A clinician's guide to tuberculosis. Philadelphia. Journal of the American Nurse practitioners; 12(9):394

Jayasankar K, Ramanathan VD. Alterações bioquímicas e histoquímicas relacionadas com a fibrose após a infeção por Mycobacterium tuberculosis no porco-da-índia. IndianJ Med Res 1999; 110 :91-7.4

Schlesinger LS, Hull SR, Kaufman TM. Ligação das unidades terminais de manosil do lipoarabinomanano de uma estirpe avirulenta de Mycobacterium tuberculosis aos macrófagos humanos. J Immunol 1994; 152: 4070-9.6

*Escrito por: Dr. Iddah M. Ali*

# CAPÍTULO DOIS
## Imunologia da tuberculose

## 2.1 INTRODUÇÃO

O hospedeiro humano é o único reservatório natural do Mycobacterium tuberculosis. A capacidade do organismo para estabelecer eficazmente uma infeção latente permitiu-lhe propagar-se a quase um terço da população mundial (Kunnath-Velayudhan e Gennaro, 2011). A partir deste reservatório infetado, ocorrem anualmente oito milhões de novos casos de TB e morrem cerca de três milhões de doentes infectados.

Neste capítulo, será feita uma revisão da imunologia do M. tuberculosis.

## 2.2 IMUNOLOGIA

A maioria dos indivíduos da população em geral que são infectados com M. tuberculosis nunca desenvolvem doença clínica (Comstock, 1982). Isto mostra que a resposta imunitária inata e adaptativa do hospedeiro no controlo da infeção por TB é eficaz. Os factores micobacterianos e do hospedeiro que afectam negativamente estes dois ramos do sistema imunitário contribuem para a infeção latente da tuberculose (ILTB) e para a doença ativa.

## 2.2.1 MECANISMO IMUNOLÓGICO

Tanto a tuberculose como o VIH influenciam a progressão de cada um. Têm um forte efeito no sistema imunitário. Na infeção pelo VIH, há uma redução das células T CD4+, que têm um papel importante na imunidade contra a tuberculose (Getahun, 2010; Selwyn, 1989). Isto reflecte-se na integridade da resposta imune celular conhecida como granuloma. Também tem sido associado à presença de anomalias funcionais das células CD4+ e CD8+. Do mesmo modo, a infeção por TB tem sido associada à progressão da infeção por VIH para SIDA (Whalen, 1995; Modjarrad, 2010). O fator de necrose tumoral alfa tem sido associado à replicação do VIH. O fator de necrose tumoral alfa é produzido pelos macrófagos activados no granuloma como resposta à infeção tuberculosa (Matsuyama, 1991). A infeção pelo VIH também regula negativamente a resposta TH1 e não afecta de modo algum a resposta TH2. Os doentes co-infectados com VIH e tuberculose apresentam níveis suprimidos de IFN-Y, IL-2 e IL-4 nas PBMC, mas os níveis de IL-10 não são afectados, pelo que não diferem dos doentes infectados apenas com VIH (Zhang, 1994). Várias linhas de evidência indicam que os erros inatos da imunidade, bem como os polimorfismos genéticos, têm um impacto na suscetibilidade à TB e ao VIH. A suscetibilidade a infecções intracelulares resulta da supressão de TH1. Um declínio na atividade das células assassinas naturais também tem sido associado à progressão do VIH (Lin, 1998). Quando tratados para a TB, os doentes com VIH respondem muito bem. No entanto, desenvolvem rapidamente outras infecções oportunistas. Além disso, a recorrência da TB é mais frequente do que na população de células imunocompetentes, devido tanto à reativação endógena como à reinfeção exógena.

## 2.2.2 Evasão da resposta imunitária do hospedeiro pelo M. tuberculosis

A maioria dos indivíduos da população em geral que são infectados com M. tuberculosis nunca desenvolvem doença clínica (Comstock, 1982). Isto demonstra que a resposta imunitária inata e adaptativa do hospedeiro no controlo da infeção por TB é eficaz. Os factores micobacterianos e do hospedeiro que afectam negativamente estes dois ramos do sistema imunitário contribuem para a infeção latente da tuberculose (ILTB) e para a doença ativa. O M. tuberculosis escapa ao sistema imunitário através de vários meios que incluem: evitar a eliminação pelas células T, o que é possível através da modulação das células apresentadoras de antigénios.

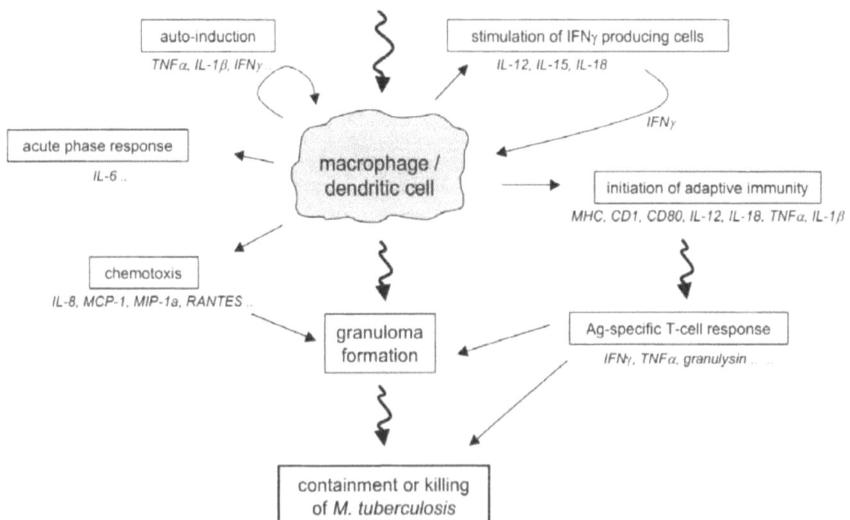


**Figura 2.1: Mostra a evasão da resposta imunitária do hospedeiro pelo M. tuberculosis**

## 2.2.2.1 Resposta imunitária inata

A fisiopatologia da imunidade inata no início do curso da infeção é incerta. No alvéolo humano médio existem mais de 28.000 células epiteliais (pneumócitos) e cerca de 50 macrófagos (Schneeberger, 1991; Crystal, 1991). Estudos em ratos mostraram que, após cerca de 14 dias de infeção, o tipo de célula predominante infetada com M. tuberculosis é a célula dendrítica mieloide em vez do macrófago alveolar (Wolf, 2007). Assim, na fase muito precoce da infeção pulmonar, a interação do M. tuberculosis com as células epiteliais pode influenciar os resultados clínicos. Pouco se sabe sobre o que acontece durante esta fase inicial.

O bacilo da tuberculose acaba por ser absorvido pelos macrófagos e desenvolveu várias estratégias para escapar aos mecanismos de destruição intracelular precoce no interior destas células-alvo. Alguns dos mecanismos que se pensava contribuírem para estas estratégias incluem Resistência aos intermediários reactivos de oxigénio (ROI), inibição da fusão fagossoma-lisossoma, inibição da acidificação do fagossoma e fuga do compartimento fagossomal para o espaço citoplasmático.

Durante as fases iniciais da infeção, os bacilos da tuberculose estimulam a migração de neutrófilos e fagócitos mononucleares para o local da infeção. O M. tuberculosis possui uma variedade de produtos que lhe permitem resistir constitutivamente aos ROIs produzidos por estas células, que são normalmente tóxicos para outros agentes patogénicos. O lipoarabinomanano (LAM) serve como um eliminador de intermediários de oxigénio (Chan et al., 1991). A entrada do organismo nos macrófagos através dos receptores do complemento (CR1 e CR3) não estimula a produção de ROI (Schlesinger et al., 1990). Os ácidos micólicos ciclopropanados da parede celular podem ajudar o organismo a resistir ao peróxido de hidrogénio (Schlesinger et al., 1993).

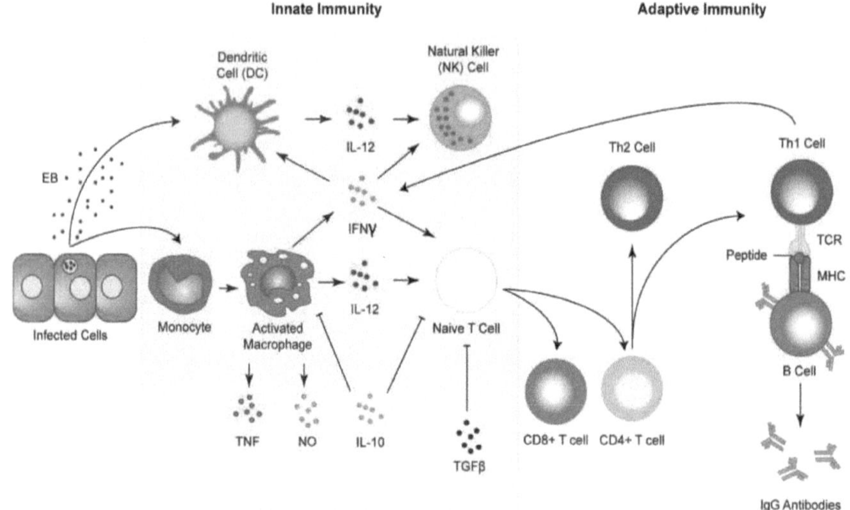

**Figura 2.2 (a): Ilustra a resposta da imunidade inata à presença de infeção, enquanto a Figura 2.2 (b): Ilustra a resposta da imunidade adaptativa à presença de infeção.**

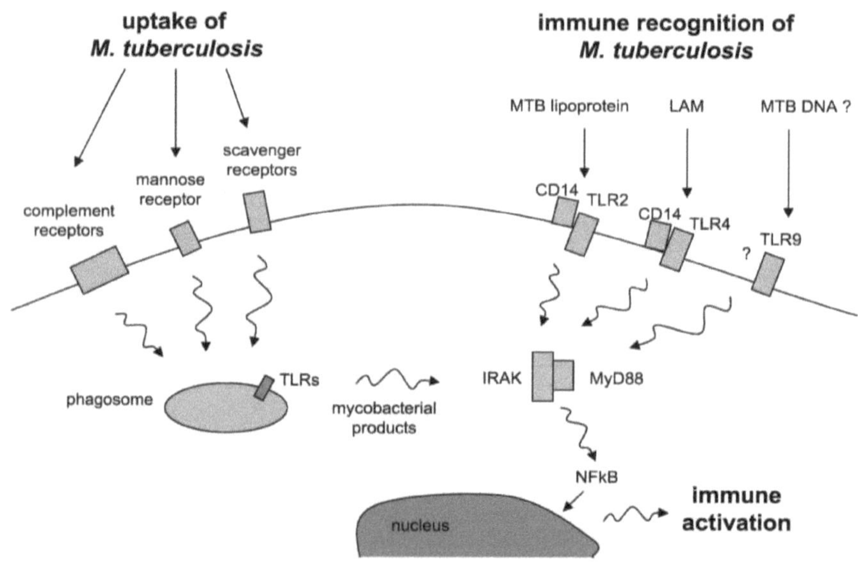

**Figura 2.2 (c): Ilustra a resposta da imunidade inata à presença de *M. tuberculosis***

## 2.2.2.1 Receptores do tipo Toll

Os receptores do tipo Toll (TLR) são uma família de proteínas transmembranares em células de mamíferos que medeiam a resposta imunitária contra agentes infecciosos através da ativação da via NF-kB, que provoca uma resposta pró-inflamatória (Medzhitoz *et al.*, 1997).

O TLR é um homólogo de mamífero do recetor Toll do inseto Drosophila, que desempenha um papel na imunidade do inseto contra infecções por leveduras (Belyin e Anderson, 1996). Os TLRs reconhecem moléculas caraterísticas de grupos de organismos, como o lipopolissacárido dos organismos gram-negativos, o peptidoglicano dos organismos gram-positivos, o ARN de cadeia dupla dos vírus e os ácidos lipoteicóicos das leveduras (Mean *et al.*, 1999; Yang *et al.*, 1998; Schwander *et al.*, 1999). Os TLR2 e TLR4 são importantes para o reconhecimento dos produtos do M. tuberculosis (Mean *et al.*, 1999; Underhill, 1999). O M. tuberculosis foi morto pela ativação do TLR2 pela lipoproteína bacteriana (19-kD) tanto em macrófagos de ratinho como em macrófagos humanos (Thoma-Uszynski *et al.*, 2001). No entanto, a morte no macrófago do rato dependia da via do óxido nítrico intracelular, enquanto no macrófago humano era independente desta via (Thoma-Uszynski *et al.*, 2001). Ou seja, a ativação do TLR2 humano pela lipoproteína de 19-kD matou o M. tuberculosis, mas não foi possível demonstrar a produção de óxido nítrico.

Uma caraterização mais aprofundada do mecanismo de eliminação do M. tuberculosis em macrófagos humanos identificou que a ativação do TLR1/2 regula positivamente a expressão do recetor da vitamina D, bem como da vitamina D-1-hidroxilase (Liu *et al.*, 2006).

Os TLR2 e TLR4 requerem MyD88, uma proteína adaptadora intracelular necessária para induzir uma resposta imune inata precoce aos agentes patogénicos (Takeda *et al.*, 2003). No entanto, em macrófagos murinos, o M. tuberculosis pode ativar macrófagos através de uma via independente de MyD88 (Shi *et al.*, 2003). Além disso, a infeção por M. tuberculosis em ratinhos C57BL/6 deficientes em MyD88 é fatal, apesar de uma resposta imunitária adaptativa intacta (Fredmond *et al.*, 2004).

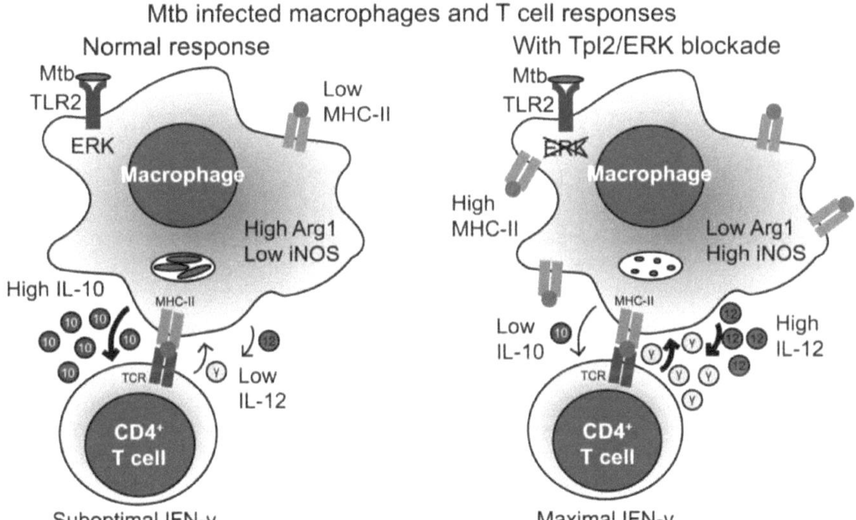


**Figura 2.2 (d): Ilustra a resposta imunitária dos receptores do tipo Toll ao *M. tuberculosis***

## 2.2.2.2 Resposta imunitária humoral

O papel da resposta imunitária humoral na proteção contra o M. tuberculosis é controverso. A gama de resultados pode ser ilustrada pelas seguintes observações: experiências de transferência passiva de soro de animais vacinados com BCG ou de animais e seres humanos infectados com M. tuberculosis para outros animais forneceram provas contraditórias de proteção (Glatman-Freedman e Casadevall, 1998). Os anticorpos contra uma variedade de antigénios micobacterianos, incluindo produtos lipídicos e hidratos de carbono, podem ser demonstrados tanto em pessoas PPD positivas assintomáticas como em doentes que desenvolvem doença ativa. As estirpes de M. tuberculosis incubadas com um anticorpo criado contra o BCG promoveram a fusão fagossoma-lisossoma, mas a viabilidade dessas estirpes no interior dos macrófagos não foi afetada. Os ratinhos transgénicos incapazes de produzir IgM tornam-se mais susceptíveis ao M. tuberculosis (Vordermeier *et al.*, 1996). Assim, não há provas claras do papel protetor da imunidade humoral contra a TB. Devido à ausência de estudos exaustivos e abrangentes, é, portanto, difícil concluir em que medida a resposta protetora contra a TB é mediada pela imunidade humoral.

## 2.2.2.3 Resposta imunitária celular

Demonstrada clinicamente pelo desenvolvimento de uma resposta de hipersensibilidade de tipo retardado (DTH) à tuberculina ou ao PPD injectados por via intradérmica. Um estudo das respostas das células T em doentes persistentemente anérgicos com TB pulmonar documentada demonstrou que as células T produziam interleucina (IL)-10 mas não IFN-gama e não conseguiam proliferar in vitro após estimulação com PPD (Boussiotis *et al.*, 2000).

A resposta de DTH por dose não está correlacionada com a proteção contra a TB, uma vez que numerosos ensaios de vacinação BCG demonstraram que pode ocorrer doença nas pessoas que apresentam uma resposta de DTH (Mckinney *et al.*, 1998). Por conseguinte, é necessário distinguir a resposta de células T protectoras da resposta de células T associada ao DTH.

Foram desenvolvidos ensaios de libertação de interferão-gama; trata-se de testes in vitro, baseados no sangue total, para medir a ativação das células T. Os ensaios são uma alternativa ao teste cutâneo da tuberculina (TST) para a deteção da infeção latente por M. tuberculosis em hospedeiros humanos (Anderen *et al.*, 2000; Barnes, 2004; Dockrell e Weir, 1998). O teste mede o interferão-gama libertado no sangue pelas células T quando estas são activadas por antigénios do M. tuberculosis in vitro. Os testes utilizam antigénios específicos do M. tuberculosis, incluindo o alvo antigénico secretor precoce 6 (ESAT-6) e a proteína do filtrado de cultura (CFP-10) (Anderen *et al.*, 2000; Barnes, 2004).

A importância das células T na resposta imunitária protetora contra a TB foi demonstrada pela primeira vez em ratos; a transferência adotiva de células T de ratos imunizados com BCG protegeu da infeção os ratos receptores irradiados (Lefford, 1975; Orme e Collins, 1983). Outros estudos em animais mostraram que esta resposta protetora era mediada por células T portadoras de CD4 (Pedrazzini e Louis, 1986). Se se assumir que a resposta DTH é mediada por células CD4+ Th1, a vasta gama de proteção (0 a 80 por cento) demonstrada por numerosos ensaios com BCG sugere que as células T CD4+ não são suficientes para a proteção e que devem estar envolvidas outras células (Mckinney *et al.*, 1998). No entanto, o grande aumento do risco de TB com a infeção por VIH, em que as células T CD4+ ficam depauperadas, sugere que estas células são importantes para a proteção contra a TB nos seres humanos. As células T CD4+ exercem a sua função efectora produzindo IFN-gama, que ativa os macrófagos. Esta resposta é importante, particularmente durante a fase inicial de uma infeção. Num estudo, em ratinhos com deficiência de CD4, os níveis de IFN-gama nos pulmões, embora diminuídos no início da infeção, atingiram os níveis encontrados em ratinhos de tipo selvagem após cerca de três semanas, o que sugere que outros tipos de células (células CD8+) podem compensar a diminuição da expressão de citocinas pelas células T CD4 (Caruso *et al.*, 1999). Finalmente, para além do papel das citocinas produzidas pelas células CD4+, a apoptose das células infectadas pelas células T CD4+ pode contribuir para o controlo da infeção. No entanto, os relatórios publicados sobre o papel da apoptose no controlo da infeção por M.

tuberculosis permanecem equívocos (Oddo et al., 1998; Stenger *et al.,* 1997).

Os linfócitos T citotóxicos (CTLs) têm sido implicados na proteção contra o M. tuberculosis, estando em curso uma investigação ativa sobre os pormenores deste mecanismo. Os ratinhos com disrupção do gene da microglobulina B2 não conseguem controlar a infeção com uma estirpe virulenta de M. tuberculosis (Erdman), apesar de terem células T CD4+ e citolíticas gama-delta intactas (Flynn *et al.,* 1992). Este gene inibe a expressão de moléculas funcionais do complexo principal de histocompatibilidade (MHC-I) de classe I, que é uma caraterística das CTLs CD8+.

Outro estudo, que utilizou diferentes estirpes de ratinhos com disrupção genética, concluiu que: a perforina contribuía apenas parcialmente para a capacidade protetora das CTL; existiam células T dependentes de β2-microglobulina que exerciam um efeito protetor distinto das CTL; e as vias do transportador associado ao processamento de antigénios (TAP) eram predominantes na mediação da proteção contra o M. tuberculosis, mas os mecanismos independentes do TAP também desempenhavam um papel (Sousa *et al.,* 2000). Os ratos imunizados com Mycobacterium vaccae podem gerar células T CD8+ que expressam IFN-gama e que são líticas para os macrófagos infectados com M. tuberculosis (Skinner *et al.,* 1997). As micobactérias vivas activam mais células T CD8+ do que os organismos mortos ou o PPD (Turner e Dockrell, 1996).

Foram exploradas outras vias de apresentação de antigénios para além do MHC de classe I ou de classe II que estimulam este tipo de resposta CTL. Uma dessas vias, a estimulação CTL restrita ao CDI, envolve moléculas de superfície celular do tipo MHC que processam e apresentam antigénios não peptídicos às células T (Beckman *et al.,* 1994). Em doentes com TB ativa, foram encontrados dois tipos de células T que reconhecem os antigénios lipídicos e lipoglicanos do M. tuberculosis apresentados por células portadoras de CD1b: células T CD4/CD8- "duplamente negativas" (DN) e células T CD8+ (Stenger *et al.,* 1997). Estas células eram ambas capazes de lisar macrófagos (células portadoras de CD-1) infectados com M. tuberculosis (Stenger *et al.,* 1997). No entanto, a lise celular não conduziria necessariamente a proteção na ausência de morte bacteriana. A lise celular mediada por CTL envolve duas vias: uma via de degranulação que gera perforina e granzimas; e uma via dependente de Fas-FasL que induz a apoptose da célula alvo (Kagi *et al.,* 1994; Lowin *et al.,* 1994)). Estudos realizados com ratinhos com o gene da perforina alterado mostraram que esta via não era essencial para a proteção precoce contra a infeção por M. tuberculosis (Cooper et al., 1997; Laochumroonvorapong *et al.,* 1997). Outro estudo mostrou que os ratinhos com perforina interrompida acabaram por sucumbir à infeção numa fase posterior, sugerindo que a proteção depende parcialmente da perforina (Sousa *et al.,* 2000). A cultura de linhas de células T DN e CD8+ com células CD1 infectadas com M. tuberculosis revelou que as células DN CD1-restritas não tinham qualquer efeito na viabilidade do organismo, enquanto as células T CD8+ CD1-restritas reduziam o número de unidades formadoras de colónias (CFU) em 35 a 50 por cento (Flynn *et al.,* 1992).

Esta morte bacteriana é mediada pela granulisina, uma proteína que se encontra nos grânulos das CTLs humanas e das células natural killer (NK), mas não nas células murinas ( Lefford, 1975). A granulisina está presente nas células T CD8+ restritas a CD1, mas não nas células T DN restritas a CD1. A granulisina, um membro da família das proteínas semelhantes à saposina, induz lesões semelhantes a bolhas na superfície do M. tuberculosis (Stenger *et al,*
1998) . Também parece haver um papel para as células TCR+ alfa beta CD8+ que reconhecem antigénios ligados ao MHC de classe I. Num estudo, por exemplo, duas linhas de células T TCR alfa beta+ CD8+ humanas específicas para antigénios do M. tuberculosis reconheceram antigénios lipídicos quando apresentados por células apresentadoras de antigénios CD1a ou CD1c e apresentaram respostas de citotoxicidade e de citocinas (Rosat *et al,*
1999) . A 5'-adendomsina-fosfosulfato redutase (CysH), uma enzima essencial para a produção de metabolitos contendo enxofre reduzido, demonstrou ser importante para o M. tuberculosis durante a fase de infeção crónica (Senaratne *et al.,* 2006). A resistência ao stress nitrosativo e oxidativo (RNI e ROI) pode ser o mecanismo desta proteção (Senaratne *et al.,* 2006).

### 2.2.2.4 Formação de granulomas

Para além da resposta protetora específica mediada por células envolvida na eliminação do M. tuberculosis, a formação de granulomas é um mecanismo importante do hospedeiro para controlar a infeção. A formação de granulomas requer uma expressão equilibrada de citocinas e quimiocinas, incluindo RANTES, M1P1- alfa, M1P1-beta, MCP-1, MCP-3, MCP-5 e IP10 8 (Orme e Cooper, 1999; Rhodes *et al.*, 1995). Os receptores de quimiocinas também determinam a formação adequada de granulomas e, com a infeção por M. tuberculosis, a expressão de CCR5 (recetor para RANTES, M1P1-alfa e M1P1-beta) aumenta nos macrófagos (Fraziano *et al.*, 1999). Os ratinhos com disrupção de CCR2 são mais susceptíveis ao M. tuberculosis do que os ratinhos de tipo selvagem (Peter *et al.*, 2001). O CCR2 é um recetor para MCP-1, 3 e 5. No entanto, os ratinhos com disrupção de MCP-1 não são susceptíveis (Lu *et al.*, 1998). Estas observações sugerem que a alteração da composição lipídica da parede celular ou a sua remodelação podem afetar grandemente a resposta imunitária do hospedeiro, e que um certo nível de resposta pró-inflamatória induzida pelo próprio M. tuberculosis é necessária para a formação adequada do granuloma, que é protetor tanto para o hospedeiro como para a bactéria. Assim, o papel do granuloma como fator de proteção do hospedeiro necessita de uma revisão de pensamento, uma vez que também pode desempenhar um papel na proteção do bacilo da tuberculose para a sua sobrevivência a longo prazo no hospedeiro.

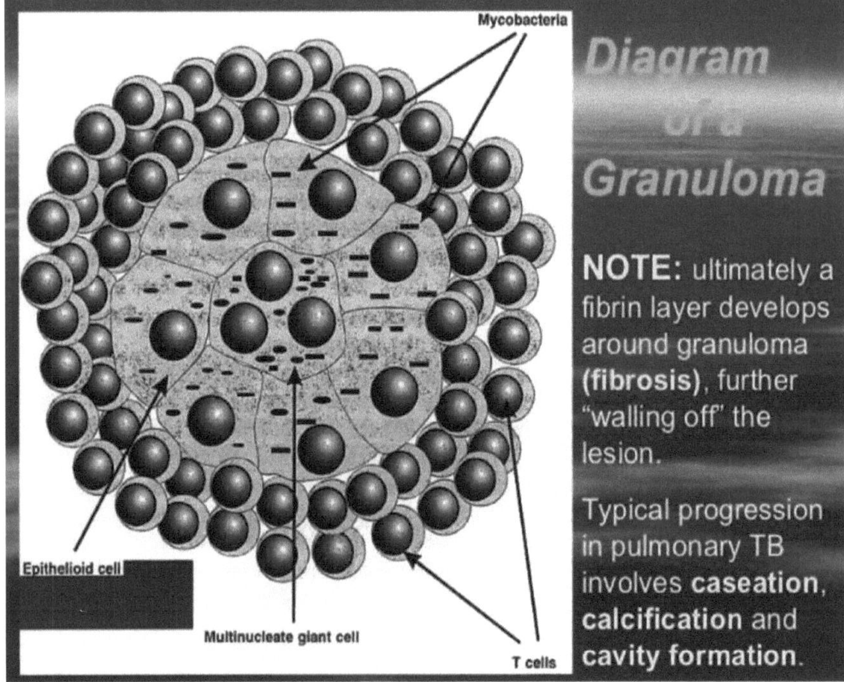


**Figura 2.2 (e): Mostra um diagrama de granuloma.**

## 2.3 Factores patogénicos
### 2.3.1 Lípidos micobacterianos

Os produtos lipídicos do M. tuberculosis têm sido associados à patogénese da tuberculose desde 1947, quando Middlebrook sugeriu que uma morfologia de crescimento chamada "cording" estava associada a bacilos da tuberculose virulentos (Middlebrook *et al.*, 1947). Subsequentemente, o efeito tóxico do "fator cordão" extraível com éter de petróleo do M. tuberculosis foi caracterizado num modelo murino (BLOCH, 1950). Este fator de cordão foi eventualmente identificado como o glicolípido trealose dimicolato (TDM) (NOLL *et al.*, 1956). Embora os estudos tenham demonstrado que o "cording" não se restringe necessariamente a micobactérias virulentas, as alterações estruturais no TDM provocam respostas imunitárias distintas no hospedeiro mamífero.

O TDM é composto por ácidos micólicos ligados covalentemente à trealose. Os ácidos micólicos são ácidos gordos beta-hidroxilados com uma cadeia lateral alfa-alquilada; a parede celular do M. tuberculosis contém três classes deste ácido gordo: alfa-, ceto- e metoxi-micolatos (Brennan e Nikaido, 1995). O ácido alfa-micólico tem dois anéis de ciclopropano, que estão na configuração cis, enquanto os ceto- e metoxi-micolatos têm um anel na configuração cis ou trans (Barry *et al.*, 1998).

O estado de ciclopropanação dos ácidos micólicos é importante para a patogénese no modelo do rato, como ilustrado pelas seguintes descobertas:

> As estirpes de M. tuberculosis que não possuem ceto-micolatos crescem mal dentro das células THP-1 (Yuan *et al.*, 1998).
> A ausência de ceto- ou metoxi-micolatos no M. tuberculosis leva à atenuação da infeção num modelo murino (Dubnau *et al.*, 2000).
> As estirpes de M. tuberculosis com disrupção no gene da ciclopropano sintase, pcaA, são atenuadas em ratinhos. pcaA é necessário para a formação do cordão umbilical e para a síntese do anel proximal de ciclopropano do ácido alfa-micólico. O TDM preparado a partir deste mutante é menos inflamatório (Glickman *et al.*, 2000).
> O M. tuberculosis com mutação na ciclopropano ácido micólico sintase 2 (cmaA2), um gene responsável pela trans-ciclopropanação do ácido micólico na parede celular, é hipervirulento em ratinhos BALB/c (Rao *et al.*, 2006). O lípido extraído deste mutante é hiperproinflamatório.

Além disso, os dimicocerosatos de ftiocerol (PDIM) são importantes para o crescimento do M. tuberculosis nos pulmões do rato (embora não no baço ou no fígado do rato) (Cox *et al.*, 1999). Pensa-se que os PDIM protegem o M. tuberculosis contra a atividade bactericida dos intermediários reactivos de azoto (Rousseau *et al.*, 2003). Uma mutação numa lipoproteína (LppX), necessária para a exportação de PDIM, levou à atenuação do mutante num modelo de infeção de ratinho (Sulzenbacher *et al.*, 2003).

Estas observações sugerem que os lípidos da parede celular do M. tuberculosis desempenham um papel importante na interação precoce deste organismo com a resposta imunitária do hospedeiro e que os lípidos da parede celular determinam, em última análise, os resultados clínicos (Valway *et al.*, 1998; Manca *et al.*, 1999; Reed *et al.*, 2004; Constant *et al.*, 2002; Sinsimer *et al.*, 2008).

**N/B:** O controlo do *Mycobacterium tuberculosis* é principalmente o resultado de um trabalho de equipa produtivo entre populações de células T e macrófagos (M$\varphi$). *O M. tuberculosis* sobrevive nos macrófagos e nas células dendríticas (DCs) dentro do compartimento fagossómico. Os produtos genéticos do MHC classe II são carregados com péptidos micobacterianos que são apresentados às células T CD4. A estimulação das células T CD8 requer o carregamento de moléculas MHC I por péptidos micobacterianos no citosol, quer por egressão de antigénios micobacterianos para o citosol, quer por "cross-priming", através do qual os macrófagos libertam corpos apoptóticos que transportam péptidos micobacterianos. Estas vesículas são absorvidas pelas DCs e os péptidos são apresentados. As células T-helper (Th) CD4 polarizam-se em diferentes subgrupos. As CDs e os macrófagos expressam receptores de reconhecimento de padrões (PRRs), que detectam padrões moleculares nos agentes patogénicos. As células Th1 produzem IL-2 para ativação das células T, interferão-γ (IFN-γ) ou fator de necrose tumoral (TNF) para ativação dos macrófagos. As células Th17, que activam granulócitos polimorfonucleares (PNGs), contribuem para a formação precoce de imunidade protetora no pulmão após a vacinação. As células Th2 e as células T reguladoras (Treg) contra-regulam a proteção mediada por Th1 através da IL4, do fator de crescimento transformador β (TGF-β) ou da IL10. As células T CD8 produzem IFN-γ e TNF, que activam os macrófagos. Também actuam como linfócitos T citolíticos (CTL), segregando perforina e granulisina, que lisam as células hospedeiras e atacam diretamente *o M. tuberculosis.* Estas células T efectoras (Teff) são sucedidas por células T de memória (TM). As células TM produzem várias citocinas, nomeadamente IL2, IFN-γ e TNF. Durante o confinamento ativo no granuloma sólido, *o M.*

*tuberculosis* entra numa fase dormente e é imune ao ataque. A exaustão das células T é mediada por interações entre as células T e as CD através de membros do sistema de morte programada 1. As células Treg segregam IL10 e TGF-β, que suprimem Th1. Este processo permite a ressuscitação do *M. tuberculosis,* que conduz à formação de granulomas e à doença ativa. B, Célula B.

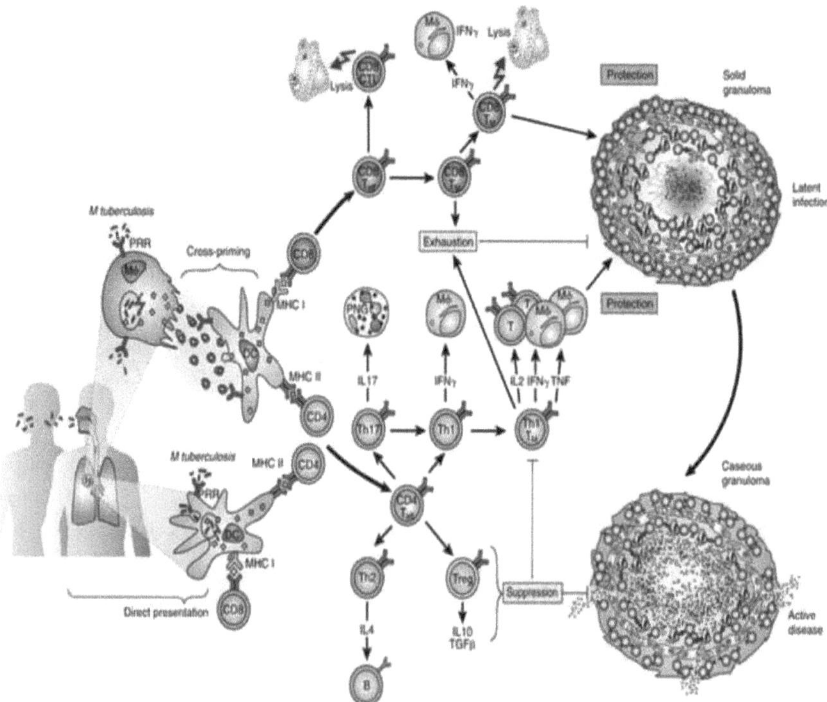

**Figura 2.2 (f): Visão geral da resposta imunitária na tuberculose.**

## IMUNOGENÉTICA DA TUBERCULOSE (TB)

A imunogenética da tuberculose trata da imunologia da tuberculose e da genética do hospedeiro. A compreensão dos marcadores genéticos, como o antigénio leucocitário humano (HLA), e a sua associação à suscetibilidade à tuberculose servirão de meio para compreender os factores de predisposição para a tuberculose.

A tuberculose é uma infeção oportunista nas pessoas que vivem com o VIH. A tuberculose é considerada a principal causa de morte em doentes com VIH. A suscetibilidade genética à tuberculose em indivíduos VIH negativos está bem documentada. Uma vez que as co-infecções podem influenciar a forma como o sistema imunitário responde a diferentes agentes patogénicos, a suscetibilidade genética à tuberculose em doentes com VIH também pode mudar. Estudos realizados na Índia e noutras partes do mundo mostraram que a suscetibilidade genética à TB é influenciada pela infeção pelo VIH. Foi demonstrado que os polimorfismos nos genes do antigénio leucocitário humano (HLA), MBL2, CD209, recetor da vitamina D, citocina, quimiocina e recetor de quimiocina estão associados ao desenvolvimento de TB em doentes com VIH. É necessário realizar mais estudos sobre genómica para validar os dados comunicados e a sua associação. Apesar do estado preliminar das associações relatadas, está a tornar-se claro que a suscetibilidade ao desenvolvimento de TB em doentes com VIH é influenciada tanto por componentes ambientais como genéticos. A compreensão dos factores genéticos e imunológicos que influenciam a suscetibilidade à TB em doentes com VIH pode levar a novas perspectivas para o desenvolvimento de vacinas, bem como a avanços no diagnóstico para direcionar o tratamento para aqueles que estão em risco de desenvolver doença ativa.

## Bibliografia

Kunnath-Velayudhan S, Gennaro ML. Imunodiagnóstico da tuberculose: uma visão dinâmica da descoberta de biomarcadores. Clin Microbiol Rev 2011; 24:792.

Comstock GW. Epidemiology of tuberculosis. Am Rev Respir Dis 1982; 125:8.

Getahun H, Gunneberg C, Granich R, Nunn P (2010) HIV infectionassociated tuberculosis: the epidemiology and the response. Clin Infect Dis 50 Suppl 3: S201-S207.

Selwyn PA, Hartel D, Lewis VA, Schoenbaum EE, Vermund SH, et al. (1989) A prospective study of the risk of tuberculosis among intravenous drug users with human immunodeficiency virus infection. N Engl J Med 320: 545-550.

Whalen C, Horsburgh CR, Hom D, Lahart C, Simberkoff M, et al. (1995) Accelerated course of human immunodeficiency virus infection after tuberculosis. Am J Respir Crit Care Med 151: 129135.

Modjarrad K, Vermund SH (2010) Effect of treating co-infections on HIV-1 viral load: a systematic review. Lancet Infect Dis 10: 455-463.

Matsuyama T, Kobayashi N, Yamamoto N. Cytokinesand HIV infection: is AIDS a tumour necrosis factordisease?AIDS 1991; 5: 1405-17.

Zhang M, Gong J, Iyer DV, Jones BE, Modlin RL, BarnesPF. T cell cytokine responses in persons with tuberculosisand human immunodeficiency virus infection. J Clin Invest1994;94: 2435-42.

Lin SJ, Roberts RL, Ank BJ, Nguyen QH, Thomas EK, Stiehm ER. Effect of interleukin (IL)-12 and IL-15 onactivated natural killer (ANK) and antibody-dependentcellular cytotoxicity (ADCC) in HIV infection. J ClinImmunol 1998; 18: 335-45.

Schneeberger EE. Células alveolares do tipo II. In: The lung: Scientific foundations, Crystal RJ, West JB (Eds), Raven Press, New York 1991. p.736.

Cristal RJ. Macrófagos alveolares. In: The lung: Scientific foundations, Crystal RJ, West JB (Eds), Raven Press, New York 1991. p.527.

Wolf AJ, Linas B, Trevejo-Nunez GJ, et al. O Mycobacterium tuberculosis infecta células dendríticas com hiChan J, Fan XD, Hunter SW, et al. Lipoarabinomannan, um possível fator de virulência envolvido na persistência do Mycobacterium tuberculosis nos macrófagos. Infect Immun 1991; 59:1755.

Schlesinger LS, Bellinger-Kawahara CG, Payne NR, Horwitz MA. Phagocytosis of Mycobacterium tuberculosis is mediated by human monocyte complement receptors and complement component C3. J Immunol 1990; 144:2771.

Schlesinger LS. A fagocitose por macrófagos de estirpes virulentas, mas não atenuadas, de Mycobacterium tuberculosis é mediada por receptores de manose, para além dos receptores do complemento. J Immunol 1993; 150:2920.gh e prejudica a sua função in vivo. J Immunol 2007; 179:2509.

Medzhitov R, Preston-Hurlburt P, Janeway CA Jr. Um homólogo humano da proteína Toll de Drosophila sinaliza a ativação da imunidade adaptativa. Nature 1997; 388:394.

Belvin MP, Anderson KV. Uma via de sinalização conservada: a via toll-dorsal de Drosophila. Annu Rev Cell Dev Biol 1996; 12:393.

Schwandner R, Dziarski R, Wesche H, et al. A ativação celular induzida por ácido lipoteicóico e peptidoglicano é mediada pelo recetor 2 do tipo toll. J Biol Chem 1999; 274:17406.

Thoma-Uszynski S, Stenger S, Takeuchi O, et al. Induction of direct antimicrobial activity through mammalian toll-like receptors. Science 2001; 291:1544.

Liu PT, Stenger S, Li H, et al. Toll-like recetor triggering of a vitamin D-mediated human antimicrobial response. Science 2006; 311:1770.

Takeda K, Kaisho T, Akira S. Receptores do tipo Toll. Annu Rev Immunol 2003; 21:335.

Shi S, Nathan C, Schnappinger D, et al. MyD88 prepara os macrófagos para a ativação em grande escala pelo interferão-gama, mas medeia poucas respostas ao Mycobacterium tuberculosis. J Exp Med 2003; 198:987.

Fremond CM, Yeremeev V, Nicolle DM, et al. Infeção fatal por Mycobacterium tuberculosis apesar da resposta imunitária adaptativa na ausência de MyD88. J Clin Invest 2004; 114:1790.

Glatman-Freedman A, Casadevall A. Serum therapy for tuberculosis revisited: reappraisal of the role of antibody-mediated immunity against Mycobacterium tuberculosis. Clin Microbiol Rev 1998; 11:514.

Vordermeier HM, Venkataprasad N, Harris DP, Ivanyi J. Aumento da infeção tuberculosa nos órgãos de ratinhos deficientes em células B. Clin Exp Immunol 1996; 106:312.

Boussiotis VA, Tsai EY, Yunis EJ, et al. As células T produtoras de IL-10 suprimem as respostas imunitárias em doentes com tuberculose anérgica. J Clin Invest 2000; 105:1317.

McKinney JD, Jacobs WR, Bloom BR. Problemas persistentes na tuberculose. In: Emerging Infections, Krause RM (Ed), Academic Press, San Diego 1998.

Andersen P, Munk ME, Pollock JM, Doherty TM. Specific immune-based diagnosis of tuberculosis. Lancet 2000; 356:1099.

Barnes PF. Diagnosticar a infeção latente da tuberculose: transformar o brilho em ouro. Am J Respir Crit Care Med 2004; 170:5.

Dockrell HM, Weir RE. Ensaios de citocinas no sangue total - uma nova geração de testes de diagnóstico para a tuberculose? Int J Tuberc Lung Dis 1998; 2:441.

Lefford MJ. Transferência de imunidade adotiva à tuberculose em ratinhos. Infect Immun 1975; 11:1174.

Orme IM, Collins FM. Proteção contra a infeção por Mycobacterium tuberculosis através de imunoterapia adotiva. Necessidade de receptores com deficiência de células T. J Exp Med 1983; 158:74.

Pedrazzini T, Louis JA. Análise funcional in vitro e in vivo de clones de células T específicas da estirpe BCG de Mycobacterium bovis. J Immunol 1986; 136:1828.Orme IM. The kinetics of emergence and loss of mediator T lymphocytes acquired in response to infection with Mycobacterium tuberculosis. J Immunol 1987; 138:293.

Caruso AM, Serbina N, Klein E, et al. Os ratinhos deficientes em células T CD4 têm apenas níveis transitoriamente diminuídos de IFN-gama, mas sucumbem à tuberculose. J Immunol 1999; 162:5407.

Oddo M, Renno T, Attinger A, et al. A apoptose induzida por ligandos Fas em macrófagos humanos infectados reduz a viabilidade do Mycobacterium tuberculosis intracelular. J Immunol 1998; 160:5448.

Stenger S, Mazzaccaro RJ, Uyemura K, et al. Differential effects of cytolytic T cell subsets on intracellular infection. Science 1997; 276:1684.

Laochumroonvorapong P, Wang J, Liu CC, et al. A perforina, uma molécula citotóxica que medeia a necrose celular, não é necessária para o controlo precoce da infeção por micobactérias em ratinhos. Infect Immun 1997; 65:127.

Flynn JL, Goldstein MM, Triebold KJ, et al. Major histocompatibility complex class I-restricted T cells are required for resistance to Mycobacterium tuberculosis infection. Proc Natl Acad Sci U S A 1992; 89:12013.

Skinner MA, Yuan S, Prestidge R, et al. A imunização com Mycobacterium vaccae morto pelo calor estimula as células T citotóxicas CD8+ específicas para macrófagos infectados com Mycobacterium tuberculosis. Infect Immun 1997; 65:4525.

Turner J, Dockrell HM. A estimulação de células mononucleares do sangue periférico humano com Mycobacterium bovis BCG vivo ativa as células T CD8+ citolíticas in vitro. Immunology 1996; 87:339.

Beckman EM, Porcelli SA, Morita CT, et al. Reconhecimento de um antigénio lipídico por células T alfa beta+ restritas a CD1. Nature 1994; 372:691.

Kagi D, Vignaux F, Ledermann B, et al. Fas and perforin pathways as major mechanisms of T cell-mediated cytotoxicity. Science 1994; 265:528.

Lowin B, Hahne M, Mattmann C, Tschopp J. Cytolytic T-cell cytotoxicity is mediated through perforin and Fas lytic pathways. Nature 1994; 370:650.

Cooper AM, D'Souza C, Frank AA, Orme IM. O curso da infeção por Mycobacterium tuberculosis nos pulmões de ratinhos com falta de expressão de mecanismos citolíticos mediados por perforina ou granzima. Infect Immun 1997; 65:1317.

Sousa AO, Mazzaccaro RJ, Russell RG, et al. Contribuições relativas de populações celulares distintas dependentes do MHC de classe I na proteção contra a infeção por tuberculose em ratinhos. Proc Natl Acad Sci U S A 2000; 97:4204.

Stenger S, Hanson DA, Teitelbaum R, et al. Uma atividade antimicrobiana de células T citolíticas mediada pela granulisina. Science 1998; 282:121.

Rosat JP, Grant EP, Beckman EM, et al. Reconhecimento específico do antigénio lipídico microbiano restrito a CD1 encontrado no pool de células T CD8+ alfa beta. J Immunol 1999; 162:366.

Senaratne RH, De Silva AD, Williams SJ, et al. A 5'-Adenosinephosphosulphate reductase (CysH) protege o Mycobacterium tuberculosis contra os radicais livres durante a fase de infeção crónica em ratinhos. Mol Microbiol 2006; 59:1744.

Orme IM, Cooper AM. Cytokine/chemokine cascades in immunity to tuberculosis. Immunol Today 1999; 20:307.

Rhoades ER, Cooper AM, Orme IM. Resposta das quimiocinas em ratinhos infectados com Mycobacterium tuberculosis. Infect Immun 1995; 63:3871.

Fraziano M, Cappelli G, Santucci M, et al. A expressão de CCR5 está aumentada em macrófagos derivados de monócitos humanos e macrófagos alveolares no decurso da infeção por Mycobacterium tuberculosis in vivo e in vitro. AIDS Res Hum Retroviruses 1999; 15:869.

Peters W, Scott HM, Chambers HF, et al. O recetor de quimiocinas 2 desempenha um papel precoce e essencial na resistência ao Mycobacterium tuberculosis. Proc Natl Acad Sci U S A 2001; 98:7958.

Lu B, Rutledge BJ, Gu L, et al. Anomalias no recrutamento de monócitos e expressão de citocinas em ratinhos deficientes em proteína quimioatraente de monócitos 1. J Exp Med 1998; 187:601.

Middlebrook G, Dubos RJ, Pierce C. VIRULÊNCIA E CARACTERÍSTICAS MORFOLÓGICAS DO TUBERCLE BACILLI DO MAMÍFERO. J Exp Med 1947; 86:175.

BLOCH H. Estudos sobre a virulência dos bacilos da tuberculose; isolamento e propriedades biológicas de um constituinte de organismos virulentos. J Exp Med 1950; 91:197.

NOLL H, BLOCH H, ASSELINEAU J, LEDERER E. A estrutura química do fator do cordão umbilical de Mycobacterium tuberculosis. Biochim Biophys Ata 1956; 20:299.

Brennan PJ, Nikaido H. O envelope das micobactérias. Annu Rev Biochem 1995; 64:29.

Barry CE 3rd, Lee RE, Mdluli K, et al. Mycolic acids: structure, biosynthesis and physiological functions. Prog Lipid Res 1998; 37:143.

Yuan Y, Zhu Y, Crane DD, Barry CE 3rd. O efeito da composição de ácido micólico oxigenado na função da parede celular e no crescimento de macrófagos em Mycobacterium tuberculosis. Mol Microbiol 1998; 29:1449.

Dubnau E, Chan J, Raynaud C, et al. Os ácidos micólicos oxigenados são necessários para a virulência do Mycobacterium tuberculosis em ratinhos. Mol Microbiol 2000; 36:630.

Glickman MS, Cox JS, Jacobs WR Jr. Uma nova ciclopropano sintetase do ácido micólico é necessária para a codificação, persistência e virulência do Mycobacterium tuberculosis. Mol Cell 2000; 5:717.

Cox JS, Chen B, McNeil M, Jacobs WR Jr. O lípido complexo determina a replicação tecido-específica do Mycobacterium tuberculosis em ratinhos. Nature 1999; 402:79.

Rousseau C, Sirakova TD, Dubey VS, et al. Atenuação da virulência de dois mutantes da policetídeo sintase do tipo Mas de Mycobacterium tuberculosis. Microbiologia 2003; 149:1837.

Sulzenbacher G, Canaan S, Bordat Y, et al. LppX é uma lipoproteína necessária para a translocação de dimicocerosatos de ftiocerol para a superfície de Mycobacterium tuberculosis. EM BO J 2006; 25:1436.

Valway SE, Sanchez MP, Shinnick TF, et al. Um surto que envolveu a transmissão extensiva de uma estirpe virulenta de Mycobacterium tuberculosis. N Engl J Med 1998; 338:633.

Manca C, Tsenova L, Barry CE 3rd, et al. O Mycobacterium tuberculosis CDC1551 induz uma resposta mais vigorosa do hospedeiro in vivo e in vitro, mas não é mais virulento do que outros isolados clínicos. J Immunol 1999; 162:6740.

Reed MB, Domenech P, Manca C, et al. Um glicolípido de estirpes de tuberculose hipervirulentas que inibe a resposta imunitária inata. Nature 2004; 431:84.

Constant P, Perez E, Malaga W, et al. Papel do gene pks15/1 na biossíntese de fenolglicolípidos no complexo Mycobacterium tuberculosis. Prova de que todas as estirpes sintetizam ésteres metílicos p-hidroxibenzóicos glicosilados e de que as estirpes desprovidas de fenolglicolípidos apresentam uma mutação de deslocamento do quadro no gene pks15/1. J Biol Chem 2002; 277:38148.

Sinsimer D, Huet G, Manca C, et al. O glicolípido fenólico do Mycobacterium tuberculosis modula diferencialmente a resposta precoce das citocinas do hospedeiro, mas não confere, por si só, hipervirulência. Infect Immun 2008; 76:3027.

*Escrito por: Dr. Iddah M. Ali*

# CAPÍTULO TRÊS

# Microbiologia da tuberculose
## 3.1 INTRODUÇÃO

O Mycobacterium tuberculosis é a segunda causa infecciosa mais comum de morte em adultos em todo o mundo (o VIH é a mais comum). O hospedeiro humano é o reservatório natural do M. tuberculosis. A capacidade do organismo para estabelecer eficazmente uma infeção latente permitiu-lhe propagar-se a quase um terço dos indivíduos em todo o mundo. Todos os anos, ocorrem cerca de 8 milhões de novos casos de tuberculose ativa, provocando cerca de 1,7 milhões de mortes. A incidência da doença é ampliada pela epidemia simultânea de infeção pelo vírus da imunodeficiência humana (VIH).

A microbiologia e a patogénese do M. tuberculosis serão revistas neste capítulo.

## 3.2 HISTÓRIA NATURAL DA INFECÇÃO

A inalação de M. tuberculosis e a sua deposição nos pulmões conduzem a um de quatro resultados possíveis:

> Eliminação imediata do organismo
> Infeção latente
> Início imediato da doença ativa (doença primária)
> Início da doença ativa muitos anos após a exposição (doença de reativação)

Entre os indivíduos com infeção latente e sem problemas médicos subjacentes, a reativação da doença ocorre em cerca de 5 a 10 por cento dos casos (Comstock, 1982). O risco de reativação é acentuadamente maior em doentes com VIH (Plano de ação nacional para combater a tuberculose multirresistente.1992). Estes resultados são determinados pela interação de factores atribuíveis tanto ao organismo como ao hospedeiro.

## 3.3 Doença primária

A evolução natural da tuberculose (TB) provém de dados de autópsias humanas anteriores à era dos fármacos antituberculose e de modelos animais experimentais (Rich,1951; Dubos, R, Dubos, J,1952; Lurie,1964; Collins e Campbell, 1982; Dannenberg e Tomashefski, 1988). Entre os cerca de 10 por cento de indivíduos infetados que desenvolvem doença ativa, cerca de metade deles fá-lo-ão nos primeiros dois a três anos após a infeção; diz-se que estes indivíduos desenvolvem doença rapidamente progressiva ou primária.

Os bacilos da tuberculose estabelecem a infeção nos pulmões depois de serem transportados em gotículas suficientemente pequenas (5 a 10 microns) para atingirem o espaço alveolar. Se o sistema de defesa inato do hospedeiro não conseguir eliminar a infeção, os bacilos proliferam no interior dos macrófagos alveolares e acabam por matar as células. Os macrófagos infetados produzem citocinas e quimiocinas que atraem outras células fagocíticas, incluindo monócitos, outros macrófagos alveolares e neutrófilos, que acabam por formar uma estrutura granulomatosa nodular denominada tubérculo. Se a replicação bacteriana não for controlada, o tubérculo aumenta de tamanho e os bacilos penetram nos gânglios linfáticos de drenagem locais. Isto leva à linfadenopatia, uma manifestação caraterística da TB primária. A lesão produzida pela expansão do tubérculo para o parênquima pulmonar e pelo envolvimento dos gânglios linfáticos é conhecida como complexo de Ghon. A bacteriémia pode acompanhar a infeção inicial.

Os bacilos continuam a proliferar até que se desenvolva uma resposta imunitária mediada por células (CMI) eficaz. O desenvolvimento da CMI ocorre geralmente duas a seis semanas após a infeção. A incapacidade do hospedeiro para montar uma resposta CMI eficaz e a reparação dos tecidos leva à destruição progressiva do pulmão. O fator de necrose tumoral (TNF)-alfa, os intermediários reactivos de oxigénio e azoto e o conteúdo das células citotóxicas (granzimas, perforina) podem contribuir para o desenvolvimento da necrose caseosa que caracteriza uma lesão tuberculosa. A necrose caseosa está frequentemente associada à TB, mas também pode ser causada por outros organismos. Estes organismos incluem: sífilis, histoplasmose, criptococose e coccidioidomicose.

O crescimento bacteriano não controlado pode levar à disseminação hematogénica dos bacilos para produzir TB disseminada. A doença disseminada é caracterizada por lesões que se assemelham a sementes de painço e é também conhecida como TB miliar. Os bacilos podem também disseminar-se mecanicamente através da erosão das lesões caseosas para as vias respiratórias pulmonares, o que faz com que o hospedeiro se torne infecioso para outros. Na ausência de tratamento, pode causar a morte (Barnes e Barnes, 1928). Os restantes doentes desenvolvem doença crónica ou recuperam. A doença crónica é caracterizada por episódios repetidos de cicatrização através de alterações fibróticas à volta das lesões e da degradação dos tecidos. A erradicação espontânea completa dos bacilos é rara.

## 3.4 Doença de reativação

A TB de reativação resulta da proliferação de uma bactéria previamente adormecida, semeada na altura da infeção primária. Entre os indivíduos com infeção latente e sem problemas médicos subjacentes, a doença de reativação ocorre em aproximadamente 5 a 10 por cento dos casos (Comstock, 1982). A imunossupressão está claramente associada à reativação da TB, embora não seja claro quais os factores específicos do hospedeiro que mantêm a infeção num estado latente e o que desencadeia a infeção latente para se tornar evidente. Existem várias condições imunossupressoras associadas à reativação da TB, que incluem

> Infeção pelo VIH e SIDA
> Doença renal em fase terminal
> Diabetes mellitus
> Linfoma maligno
> Utilização de corticosteróides
> Inibidores do TNF-alfa e do seu recetor
> Diminuição da imunidade mediada por células associada à idade

O processo da doença na reativação da TB tende a ser localizado (em contraste com a doença primária); há pouco envolvimento regional dos gânglios linfáticos e menos caseificação. A lesão ocorre tipicamente nos ápices pulmonares. A doença disseminada não é comum, mas pode ocorrer em indivíduos gravemente imunossuprimidos. Acredita-se que a tuberculose latente contida com sucesso confere proteção contra a exposição subsequente à TB (Heimbeck, 1930; Andrews *et al.*, 2012). No entanto, o sucesso do tratamento da TB pode nem sempre conferir proteção contra um episódio subsequente de TB. (Verver *et al.*, 2005 ).

## 3.5 MICROBIOLOGIA

O M. tuberculosis pertence ao género Mycobacterium que inclui mais de 50 outras espécies, muitas vezes referidas coletivamente como micobactérias não tuberculosas. A tuberculose (TB) é definida como uma doença causada por membros do complexo M. tuberculosis, que inclui o bacilo da tuberculose (M. tuberculosis), M. bovis, M. africanum, M. microti, M. canetti, M. caprae e M. pinnipedii (van Soolingen *et al.*, 1997 ).

### 3.5.1 Envelope celular
O envelope celular é uma caraterística distintiva dos organismos pertencentes ao género Mycobacterium. Ao contrário das bactérias gram-negativas, a Mycobacterium não possui uma verdadeira membrana externa. O invólucro celular micobacteriano é composto por um núcleo de três macromoléculas ligadas covalentemente entre si (peptidoglicano, arabinogalactano e ácidos micólicos) e um lipopolissacárido, o lipoarabinomanano (LAM), que se pensa estar ancorado à

membrana plasmática (McNeil e Brennan ,1991 ).

O ácido micólico, um ácido gordo beta-hidroxi, é o principal constituinte do invólucro celular, representando mais de 50 por cento do peso; esta estrutura define o género. Os glicolípidos estão ligados ao exterior da camada de invólucro através de uma ligação à camada de ácido micólico; as proteínas também estão integradas neste complexo da parede celular. Os componentes glicolipídicos estão implicados na "formação do cordão", através da qual os bacilos da tuberculose se aglomeram formando uma estrutura serpiginosa observada à microscopia (Bhanot e Zaman, 2007 ).

## 3.5.2 Caraterísticas da coloração

Os componentes da parede celular da Mycobacterium conferem-lhe as suas propriedades de coloração caraterísticas. O organismo cora-se positivamente com a coloração de Gram. A estrutura do ácido micólico confere a capacidade de resistir à descoloração por álcool ácido depois de ser corado por certos corantes de anilina, levando ao termo bacilo ácido-rápido (BAAR).

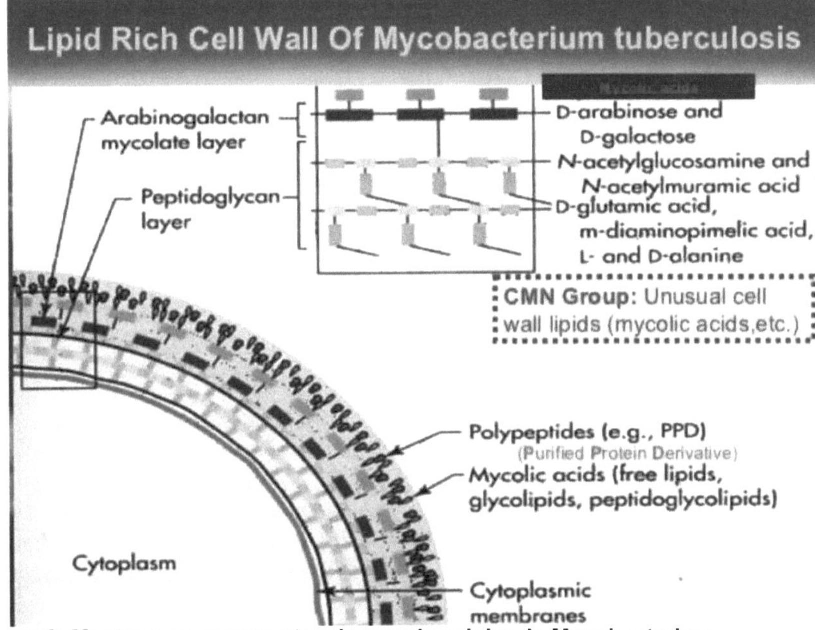


Figura 3: Mostra os componentes da parede celular da Mycobacterium.

A microscopia para detetar AFB (utilizando a coloração de Ziehl-Neelsen ou Kinyoun) é o procedimento mais utilizado para diagnosticar a TB; uma amostra deve conter pelo menos 10(4) unidades formadoras de colónias (CFU)/mL para produzir um esfregaço positivo, enquanto a microscopia de amostras coradas com um corante fluorocromo (como a auramina O) é mais fácil, mais eficiente e mais sensível (Allen e Mitchison, 1992). No entanto, a deteção microscópica de micobactérias não distingue o M. tuberculosis das micobactérias não tuberculosas.

## 3.5.3 Caraterísticas de crescimento

Uma caraterística distintiva do M. tuberculosis é a sua taxa de crescimento lento. Em meios artificiais e tecidos animais, o seu tempo de geração é de cerca de 20 a 24 horas (em oposição a 20 minutos para organismos como a Escherichia coli).

### 3.5.3.1 Isolamento no laboratório

Os meios artificiais utilizados para cultivar M. tuberculosis incluem meios à base de batata e ovo, como Middlebrook 7H10 ou 7H11, ou albumina numa base de ágar, como o meio Lowenstein-Jensen (LJ) (Kent e Kubica, 1985). Um meio líquido, como o Middlebrook 7H9, é utilizado para subculturas e para propagar o bacilo para extrair ADN para diagnóstico molecular e procedimentos de tipagem de estirpes (Diagnostic Standards and Classification of Tuberculosis in Adults and Children. 1999). São necessárias três a quatro semanas para recuperar o organismo, dependendo da quantidade inicial de organismos na amostra.

Foram desenvolvidos sistemas de cultura em caldo para melhorar a velocidade e a sensibilidade da deteção. O sistema BACTEC (BC Diagnostics, Sparks, MD) baseia-se no meio Middlebrook 7H12 que contém ácido palmítico 14C com uma mistura de antibióticos (PANTA) para suprimir o crescimento de outras bactérias (Hanna, 1995). A adição de NAP (p-nitro-alfa-acetilamino-beta-hidroxipropiofenona) ao meio suprime o crescimento de outros organismos do complexo M. tuberculosis, como o M. bovis, mas não diferencia o M. tuberculosis de outras micobactérias não tuberculosas.

O crescimento bacteriano é indicado pela deteção de 14C libertado pelo M. tuberculosis à medida que este metaboliza o ácido palmítico. Em amostras AFB com baciloscopia positiva, o sistema BACTEC pode detetar o M. tuberculosis em aproximadamente oito dias (em comparação com aproximadamente 14 dias para amostras com baciloscopia negativa) (Roberts *et al.*, 1983, Morgan *et al.*, 1983 ). No entanto, o elevado custo do equipamento e a necessidade de material radioativo, que tem de ser eliminado, excluem a sua utilização na maioria dos contextos endémicos.

Outros sistemas baseados em caldo incluem o Septi-Chek AFB (BBL) e o Mycobacterial Growth Indicator Tube (MGIT, BD Diagnostics) (D'Amato *et al.*, 1991; Pfyffer *et al.*, 1997 ). O Septi-Chek AFB é um sistema bifásico composto por um frasco com tampa contendo caldo Middlebrook 7H9 modificado sob CO2 e uma pá revestida com ágar sólido, como os meios Middlebrook 7H11 e LJ (D'Amato *et al.*, 1991 ). A taxa de recuperação do complexo M. tuberculosis a partir de amostras AFB negativas por este procedimento é cerca de 15 a 30 por cento superior à dos meios convencionais e o número médio de dias para a recuperação é dois a cinco dias mais curto (D'Amato *et al.*, 1991).

O MGIT baseia-se no caldo Middlebrook 7H9 que contém borracha de silicone impregnada com penta-hidrato de ruténio, que funciona como um sensor de oxigénio de extinção de fluorescência. À medida que o oxigénio é consumido pelas bactérias metabolizadoras, a fluorescência do meio de crescimento líquido é detectada visualmente. Num estudo de 1500 amostras clínicas com baciloscopia negativa, a taxa de recuperação do complexo M. tuberculosis foi cerca de 15% inferior pelo sistema MGIT (68%) em comparação com a obtida pelo sistema radiométrico BACTEC, mas o tempo médio de deteção foi semelhante (9,9 versus 9,7 dias) (Pfyffer *et al.*, 1997 ). A ausência da necessidade de instrumentação dispendiosa e de materiais radioactivos torna o MGIT amplamente aceitável e adequado em muitos laboratórios.

Um sistema de deteção colorimétrica semelhante, baseado em caldo, é o sistema MB/BacT (bioMerieux, Durham, NC). Neste sistema, um sensor colorimétrico é incorporado no fundo de uma garrafa e, quando o dióxido de carbono é produzido por um microrganismo em crescimento, o sensor muda de verde escuro para amarelo. Esta mudança de cor é monitorizada continuamente por um dispositivo de deteção. Uma revisão sistemática deste sistema (comparado com o BACTEC 460) concluiu que o sistema MB/BacT tinha uma sensibilidade de 96 a 100% e uma especificidade de 78 a 100% (Piersimoni *et al.*, 2006 ).

O sistema Versa TREK (Trek Diagnostic Systems, West Lake, Ohio) é um sistema de deteção automatizado baseado na deteção de uma alteração da pressão do gás (consumo de oxigénio por um microrganismo em crescimento) num recipiente selado. A revisão sistemática que comparou o Versa TREK com o BACTEC-460 revelou uma sensibilidade de 82 a 100% e uma especificidade de 50 a 100% (Piersimoni *et al.*, 2006).

Um sistema automatizado contínuo de cultura líquida de micobactérias (CAMLiC) é mais sensível do que a cultura LJ na identificação de organismos do complexo M. tuberculosis (98 versus 85 a 90 por cento) com um tempo médio de recuperação de 13,4 dias. (Magee *et al.*, 1998).

## 3.5.3.2 Identificação do organismo

Uma vez isolado o organismo, a sua identificação baseia-se em caraterísticas morfológicas e bioquímicas, embora os métodos de deteção baseados em ácidos nucleicos tenham travado muitos dos testes convencionais. O M. tuberculosis é identificado pelas suas colónias rugosas, não pigmentadas e com cordões em ágares à base de albumina. É tipicamente positivo no teste da niacina, tem uma fraca atividade de catalase, que é inactivada a 68°C, e reduz o nitrato (Kent e Kubica, 1985).

A única outra grande micobactéria de crescimento lento que é positiva no teste da niacina é a M. simiae. Embora todos os membros das espécies de micobactérias produzam niacina (geralmente não detetável pelo teste da niacina), as diferenças na atividade das enzimas envolvidas na via de recuperação da biossíntese de NAD em M. tuberculosis determinam a positividade da niacina em M. tuberculosis. A niacina acumula-se no M. tuberculosis porque a nicotinamidase que converte a nicotinamida em niacina é várias vezes mais ativa e a enzima que recicla a niacina para produzir NAD é menos ativa do que nos membros da maioria das outras espécies de micobactérias (Kasrov e Moat, 1972).

Os testes da niacina, da nitrato redutase e da catalase são os três testes bioquímicos mais frequentemente utilizados para distinguir o M. tuberculosis de outras espécies de micobactérias (Kent e Kubica, 1985). Os testes para a produção de pirazinamidase, bem como a suscetibilidade à hidrazida de ácido tiofeno-2-carboxílico (TCH), distinguem o M. tuberculosis do M. bovis, outro membro do complexo M. tuberculosis. O M. bovis não expressa pirazinamidase (ou nicotinamidase) e é suscetível a menos de 5 mcg/mL de TCH (Vestal e Kubica, 1967). Os isolados clínicos de M. tuberculosis sem atividade de pirazinamidase contêm mutações nucleotídicas pontuais no gene (pncA) que codifica a pirazinamidase; estes isolados são resistentes à pirazinamida (PZA), um dos medicamentos de primeira linha utilizados no tratamento da TB (Scorpio e Zhang , 1996 ).

## 3.5.3.3 Testes de suscetibilidade a medicamentos

Os testes de suscetibilidade aos medicamentos assumem uma importância crescente com o aparecimento de isolados de M. tuberculosis cada vez mais resistentes. A tuberculose resistente a medicamentos refere-se ao M. tuberculosis que é resistente a um dos fármacos antituberculose de primeira linha: isoniazida, rifampicina, pirazinamida ou etambutol. A tuberculose multirresistente (TB-MDR) refere-se à M. tuberculosis que é resistente, pelo menos, à isoniazida e à rifampicina e, possivelmente, a outros agentes quimioterapêuticos. A tuberculose extensivamente resistente (XDRTB) refere-se ao M. tuberculosis resistente a, pelo menos, isoniazida e rifampicina, bem como a, pelo menos, um dos três medicamentos injetáveis de segunda linha (capreomicina, canamicina e amicacina) e a uma fluoroquinolona.

Para além dos métodos convencionais para testar a suscetibilidade do M. tuberculosis aos medicamentos, foram desenvolvidos métodos que utilizam sistemas automatizados e testes baseados na PCR (CANETTI *et al.*, 1963; Franzblau *et al.*, 1998; Yajko *et al.*, 1995). O teste de suscetibilidade a medicamentos por observação microscópica (MODS) é outro teste de suscetibilidade a medicamentos baseado em culturas líquidas, que se baseia na observação do crescimento do M. tuberculosis em meio líquido de caldo contendo um medicamento em estudo. As alíquotas de cultura são examinadas diariamente através de microscopia ótica invertida para detetar a formação de cordões, um padrão de crescimento caraterístico do M. tuberculosis mas não das micobactérias não tuberculosas (Caviedes *et al.*, 2000). A ausência de crescimento ou de cordão indica

suscetibilidade ao fármaco testado em caldo; Moore *et al.*, 2006 ). Os ensaios de sonda em linha (como o InnoLiPA e o GenoTypeMTBDR) são ensaios de sonda genética para detetar M. tuberculosis resistente aos medicamentos; combinam ensaios de hibridação e um teste de amplificação de ácido nucleico, como a PCR. O alvo da PCR é o gene rpoB do M. tuberculosis; a mutação deste gene está associada à resistência à rifampicina, que é utilizada como substituto da multirresistência (Ling , 2008; Morgan, 2005 ). O Xpert MTB/RIF é um sistema integrado que combina a preparação de amostras num sistema modular de cartuchos e a PCR em tempo real. Em 2010, esta técnica foi recomendada pela OMS para ser utilizada em vez da tradicional baciloscopia para o diagnóstico da TB resistente aos medicamentos ou da TB em doentes infectados pelo VIH (OMS, 2012; Helb *et al.*, 2010; Boehme *et al.*, 2010; Nicol *et al.*, 2011 ). Os micobacteriófagos que transportam luciferase repórter foram avaliados para a deteção e o teste de suscetibilidade do M. tuberculosis (Banaiee *et al.*, 2001; Piatek *et al.*, 2000). No entanto, estes métodos não estão clinicamente disponíveis devido ao custo e à estabilidade dos reagentes. Outro sistema baseado em micobacteriófagos baseia-se na capacidade do fago para infetar o M. tuberculosis presente numa amostra de expetoração (McNerney *et al.*, 2000; Albert *et al.*, 2002; Muzaffar *et al.*, 2002; Kalantri *et al.*, 2005 ).

### 3.5.3.4 Genoma

A sequência completa do genoma da estirpe H37Rv de M. tuberculosis foi determinada e está anotada (**www.sanger.ac.uk/Projects/M tuberculosis/** ) (Cole *et al.*, 1998). Foram descritas as seguintes caraterísticas:

> O genoma tem 4.411.529 pares de bases, contendo cerca de 4.000 genes, com um conteúdo de G+C de 65,6 por cento.
> De acordo com a estrutura reconhecida do seu envelope celular, muitos genes são dedicados à biossíntese e ao metabolismo dos lípidos.
> O organismo contém enzimas biossintéticas de lípidos e policetídeos que se encontram normalmente em mamíferos e plantas, e cerca de 250 enzimas envolvidas na degradação de ácidos gordos.
> Tem apenas 11 pares completos de sistemas reguladores de dois componentes, por oposição a mais de 30 pares deste tipo em organismos como a E. coli. (Ross *et al.*, 1992, Groenen *et al.*, 1993; Ramakrishnan *et al.*, 2000).

## Bibliografia

Comstock GW. Epidemiology of tuberculosis. Am Rev Respir Dis 1982; 125:8.

Plano de ação nacional para combater a tuberculose multirresistente. MMWR Recomm Rep 1992; 41:5.

Rich, A. The Pathogenesis of Tuberculosis, Charles C Thomas, Springfield 1951.

Dubos, R, Dubos, J. The White Plague: Tuberculosis, Man, and Society, Little, Brown, Boston 1952.

Lurie, MB. Resistance to Tuberculosis: Experimental Studies in Native and Acquired Defense Mechanisms, Harvard University Press, Cambridge 1964.

Collins FM, Campbell SG. Imunidade a bactérias intracelulares. Vet Immunol Immunopathol 1982; 3:5.

Dannenberg, AM Jr, Tomashefski, JF Jr. Patogénese da tuberculose pulmonar. In: Pulmonary Diseases and Disorders, 2nd ed, Fishman, AP (Eds), McGraw-Hill, New York 1988. Vol 3.

Barnes, HL, Barnes, IR. A duração da vida na tuberculose pulmonar com cavidade. Am Rev Tuberculosis 1928; 18:412.

Heimbeck J. A infeção da tuberculose. Ata Med Scand 1930; 74:143.

Andrews JR, Noubary F, Walensky RP, et al. Risco de progressão para tuberculose ativa após reinfeção com Mycobacterium tuberculosis. Clin Infect Dis 2012; 54:784.

Verver S, Warren RM, Beyers N, et al. A taxa de reinfeção da tuberculose após um tratamento bem sucedido é superior à taxa de nova tuberculose. Am J Respir Crit Care Med 2005; 171:1430.

van Soolingen D, Hoogenboezem T, de Haas PE, et al. Um novo taxon patogénico do complexo Mycobacterium tuberculosis, Canetti: caraterização de um isolado excecional de África. Int J Syst Bacteriol 1997; 47:1236.

McNeil MR, Brennan PJ. Structure, function and biogenesis of the cell envelope of mycobacteria in relation to bacterial physiology, pathogenesis and drug resistance; some thoughts and possibilities arising from recent structural information. Res Microbiol 1991; 142:451.

Bhanot N, Zaman MM. Um imigrante com um inchaço doloroso nas costas. Clin Infect Dis 2007; 44:1615.

Allen BW, Mitchison DA. Contagem de bacilos da tuberculose viáveis na expetoração relacionada com a classificação do esfregaço e da cultura. Med Lab Sci 1992; 49:94.

Kent, PT, Kubica, GP. Micobacteriologia da saúde pública: Um guia para o laboratório de nível III. Centros de Controlo de Doenças, US PHS. 1985.

Padrões de Diagnóstico e Classificação da Tuberculose em Adultos e Crianças. Esta declaração oficial da American Thoracic Society e dos Centers for Disease Control and Prevention foi adoptada pelo Conselho de Administração da ATS, em julho de 1999. Esta declaração foi aprovada pelo Conselho da Infectious Disease Society of America, em setembro de 1999. Am J Respir Crit Care Med 2000; 161:1376.

Hanna, BA. Diagnóstico da tuberculose por técnicas microbiológicas. In: Tuberculosis, Rom, WN, Garay, S (Eds), Little, Brown, Boston 1995.

Roberts GD, Goodman NL, Heifets L, et al. Avaliação do método radiométrico BACTEC para recuperação de micobactérias e teste de suscetibilidade a fármacos do Mycobacterium tuberculosis a partir de amostras positivas de esfregaços acidfast. J Clin Microbiol 1983; 18:689.

Morgan MA, Horstmeier CD, DeYoung DR, Roberts GD. Comparação de um método radiométrico (BACTEC) e de meios de cultura convencionais para a recuperação de micobactérias a partir de amostras negativas para esfregaço. J Clin Microbiol 1983; 18:384.

D'Amato RF, Isenberg HD, Hochstein L, et al. Avaliação do sistema Roche Septi-Chek AFB para recuperação de micobactérias. J Clin Microbiol 1991; 29:2906.

Pfyffer GE, Welscher HM, Kissling P, et al. Comparação do tubo indicador de crescimento de micobactérias (MGIT) com cultura radiométrica e sólida para a recuperação de bacilos álcool-ácido resistentes. J Clin Microbiol 1997; 35:364.

Piersimoni C, Olivieri A, Benacchio L, Scarparo C. Perspectivas actuais dos testes de suscetibilidade a medicamentos do complexo Mycobacterium tuberculosis: os sistemas automatizados não radiométricos. J Clin Microbiol 2006; 44:20.

Magee JG, Freeman R, Barrett A. Maior rapidez e sensibilidade no diagnóstico cultural da tuberculose pulmonar com um sistema automatizado contínuo de cultura líquida de micobactérias (CAMLiC). J Med Microbiol 1998; 47:547.

Kasrov LB, Moat AG. Metabolismo da nicotinamida adenina dinucleótido em estirpes humanas e bovinas de Mycobacterium tuberculosis. J Bacteriol 1972; 110:600.

Vestal AL, Kubica GP. Identificação diferencial de micobactérias. 3. Utilização de tiacetazona, hidrazida de ácido tiofen-2-carboxílico e cloreto de trifeniltetrazólio. Scand J Respir Dis 1967; 48:142.

Scorpio A, Zhang Y. Mutações no pncA, um gene que codifica a pirazinamidase/nicotinamidase, causam resistência ao fármaco antituberculoso pirazinamida no bacilo da tuberculose. Nat Med 1996; 2:662.

CANETTI G, RIST N, GROSSET J. [Medição da sensibilidade do bacilo tuberculoso aos antibacilares pelo método das proporções. Metodologia, critérios de resistência, resultados e interpretação]. Rev Tuberc Pneumol (Paris) 1963; 27:217.

CANETTI G, FROMAN S, GROSSET J, et al. MYCOBACTERIA: MÉTODOS LABORATORIAIS PARA TESTAR A SENSIBILIDADE E A RESISTÊNCIA AOS MEDICAMENTOS. Boletim do Órgão Mundial de Saúde 1963; 29:565.

Franzblau SG, Witzig RS, McLaughlin JC, et al. Determinação rápida e de baixa tecnologia da CIM com isolados clínicos de Mycobacterium tuberculosis utilizando o ensaio em microplaca Alamar Blue. J Clin Microbiol 1998; 36:362.

Yajko DM, Madej JJ, Lancaster MV, et al. Método colorimétrico para determinar as CIM de agentes antimicrobianos para Mycobacterium tuberculosis. J Clin Microbiol 1995; 33:2324.

Caviedes L, Lee TS, Gilman RH, et al. Deteção rápida e eficiente e teste de suscetibilidade a medicamentos de Mycobacterium tuberculosis na expetoração por observação microscópica de culturas em caldo. O Grupo de Trabalho da Tuberculose no Peru. J Clin Microbiol 2000; 38:1203.

Moore DA, Evans CA, Gilman RH, et al. Ensaio de suscetibilidade a medicamentos por observação microscópica para o diagnóstico da TB. N Engl J Med 2006; 355:1539.

Morgan M, Kalantri S, Flores L, Pai M. Um ensaio de sonda de linha comercial para a deteção rápida da resistência à rifampicina em Mycobacterium tuberculosis: uma revisão sistemática e meta-análise. BMC Infect Dis 2005; 5:62.

Ling DI, Zwerling AA, Pai M. GenoType MTBDR assays for the diagnosis of multidrug-resistant tuberculosis: a meta-analysis. Eur Respir J 2008; 32:1165.

OMS. Diagnóstico da tuberculose: teste automatizado de ADN. file://www.who.int/tb/features_archive/new_rapid_test/en/ (Acedido em 07 de maio de 2012).

Helb D, Jones M, Story E, et al. Deteção rápida de Mycobacterium tuberculosis e resistência à rifampicina através da utilização de tecnologia a pedido e próxima do paciente. J Clin Microbiol 2010; 48:229.

Boehme CC, Nabeta P, Hillemann D, et al. Deteção molecular rápida da tuberculose e da resistência à rifampicina. N Engl J Med 2010; 363:1005.

Nicol MP, Workman L, Isaacs W, et al. Precisão do teste Xpert MTB/RIF para o diagnóstico de tuberculose pulmonar em crianças internadas no hospital na Cidade do Cabo, África do Sul: um estudo descritivo. Lancet Infect Dis 2011; 11:819.

Banaiee N, Bobadilla-Del-Valle M, Bardarov S Jr, et al. Luciferase reporter mycobacteriophages for detection, identification, and antibiotic susceptibility testing of Mycobacterium tuberculosis in Mexico. J Clin Microbiol 2001; 39:3883.

Piatek AS, Telenti A, Murray MR, et al. Análise genotípica de Mycobacterium tuberculosis em duas populações distintas utilizando balizas moleculares: implicações para testes rápidos de suscetibilidade. Antimicrob Agents Chemother 2000; 44:103.

McNerney R, Kiepiela P, Bishop KS, et al. Rapid screening of Mycobacterium tuberculosis for susceptibility to rifampicin and streptomycin. Int J Tuberc Lung Dis 2000; 4:69.

Albert H, Muzaffar R, Mole RJ, Trollip AP. Utilização do teste FASTPlaque para o diagnóstico da TB em países de baixo rendimento. Int J Tuberc Lung Dis 2002; 6:1130.

Muzaffar R, Batool S, Aziz F, et al. Avaliação do ensaio FASTPlaqueTB para a deteção direta de Mycobacterium tuberculosis em amostras de expetoração. Int J Tuberc Lung Dis 2002; 6:635.

Kalantri S, Pai M, Pascopella L, et al. Testes baseados em bacteriófagos para a deteção de Mycobacterium tuberculosis em amostras clínicas: uma revisão sistemática e meta-análise. BMC Infect Dis 2005; 5:59.

Cole ST, Brosch R, Parkhill J, et al. Decifrar a biologia de Mycobacterium tuberculosis a partir da sequência completa do genoma. Nature 1998; 393:537.

Ross BC, Raios K, Jackson K, Dwyer B. Molecular cloning of a highly repeated DNA element from Mycobacterium tuberculosis and its use as an epidemiological tool. J Clin Microbiol 1992; 30:942.

Groenen PM, Bunschoten AE, van Soolingen D, van Embden JD. Nature of DNA polymorphism in the direct repeat cluster of Mycobacterium tuberculosis; application for strain differentiation by a novel typing method. Mol Microbiol 1993; 10:1057.

Ramakrishnan L, Federspiel NA, Falkow S. Expressão específica de granuloma de proteínas de virulência de Mycobacterium da família PE-PGRS rica em glicina. Science 2000; 288:1436.

*Escrito por: Dr. Iddah M. Ali*

# CAPÍTULO QUATRO

## TUBERCULOSE PULMONAR E EXTRAPULMONAR

### 4.1 TUBERCULOSE PULMONAR

Os doentes com tuberculose e doença VIH precoce apresentam-se de forma semelhante aos doentes seronegativos para o VIH, com cavitação nas zonas pulmonares apicais. Os sintomas da TB pulmonar incluem febre, tosse, perda de peso, suores noturnos e mal-estar. À medida que a imunidade diminui, a frequência da cavitação pulmonar, que é a marca registada da TB pulmonar em adultos, torna-se progressivamente menos comum (Greenberg *et al.*, 1994; Havlir *et al.*, 2008). Uma consequência da menor frequência de cavitação pulmonar na infeção por VIH é a menor frequência de hemoptise.

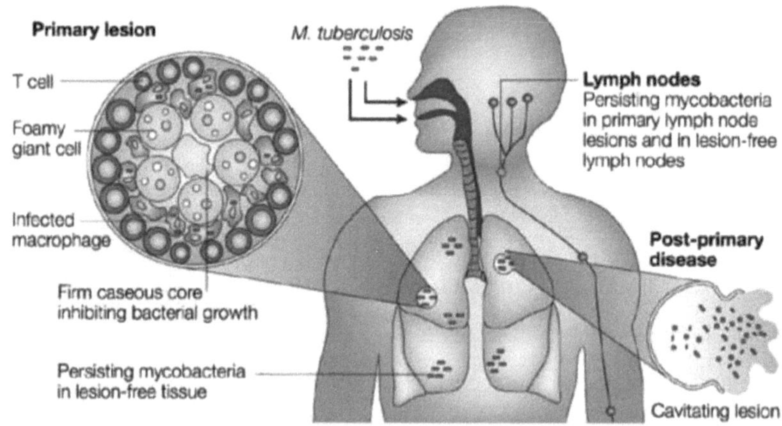


**Figura 4a: Mostra a tuberculose pulmonar e os suspiros e sintomas que acompanham a doença.**

### 4.2 TUBERCULOSE EXTRAPULMONAR (EPTB) E CO-INFECÇÃO POR VIH

A EPTB é a doença da TB que afecta outros órgãos para além dos pulmões e as formas mais comuns incluem a cavidade corporal (pleural, pericárdica e abdominal), os gânglios linfáticos e as meninges (Sharma, 2004). A EPTB é responsável por 10-20% dos casos globais de TB e tem aumentado substancialmente em áreas de elevada prevalência de VIH, uma vez que a incidência de EPTB e de formas disseminadas de TB aumenta com o agravamento da imunossupressão (Harries, 2001; iddah *et al.*, 2015). O diagnóstico da EPTB é particularmente difícil e constitui o obstáculo mais importante a uma melhor gestão, devido à grande variedade de apresentações da doença. Tanto as ferramentas convencionais como as novas ferramentas de diagnóstico baseadas na expetoração, como a baciloscopia, o Xpert MTB/RIF e a cultura de M. tuberculosis, têm uma precisão de diagnóstico reduzida (Hsu *et al.*, 2011; iddah *et al.*, ). Consequentemente, o diagnóstico exige frequentemente uma amostragem de tecido invasiva e dispendiosa para o diagnóstico histológico e para aumentar a probabilidade de confirmação microbiológica. O tratamento empírico baseado no rastreio clínico e radiológico é comum na gestão da EPTB, sendo urgentemente necessários novos diagnósticos e estratégias de diagnóstico não baseados na expetoração (Peter *et al.*, 2012).

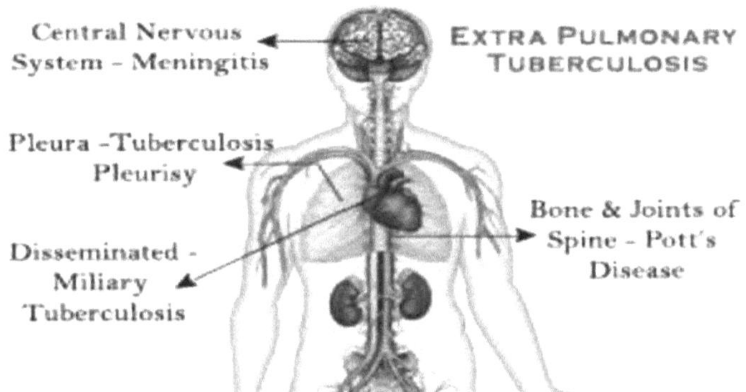


**Figura 4b: Mostra os órgãos que são afectados na doença extra-pulmonar.**

## 4.3 FACTORES DE RISCO

Os factores predisponentes para a TB incluem a exposição à TB ativa, a conversão recente do teste cutâneo de tuberculina, a imigração de um país com elevada prevalência, a falta de abrigo, a vida em instituições, a infância e a velhice. Outros factores incluem: infeção por VIH, silicose, diabetes, insuficiência renal, tumores pulmonares malignos, pós-gastrectomia, alcoolismo, perda maciça de peso, terapia esteroide e imunossupressora (OMS, 2006)

## 4.4 DIAGNÓSTICO

O diagnóstico da tuberculose não tem sido fácil, especialmente em doentes com VIH. No entanto, as amostras são coradas pelo método de Ziehl-Nelsen, cultivadas em meio rico em lípidos com verde de malaquite para suprimir outros organismos. O crescimento pode ser detectado mais rapidamente em cultura em caldo por métodos radiométricos ou de fluorescência. A suscetibilidade testada em declives do meio L-J ou em caldo radiométrico, a reação em cadeia da polimerase e a hibridação Southern são úteis para o diagnóstico rápido da infeção micobacteriana. No entanto, estão atualmente disponíveis novos métodos moleculares para testes rápidos de suscetibilidade. A M. tuberculosis pode agora ser tipada utilizando o Gene Xpert MTB/RIF, que é o nosso principal objetivo.

### 4.4.1 TESTE CUTÂNEO DA TUBERCULINA

A utilidade de uma prova cutânea de tuberculina depende do estado imunitário do doente. Um teste cutâneo de tuberculina negativo num doente com SIDA não exclui o diagnóstico devido à elevada prevalência de testes falsos negativos em doentes com imunossupressão avançada (Jones *et al.*, 1993 ).

Num doente infetado pelo VIH com contagens de células CD4 relativamente preservadas (por exemplo, contagem de CD4 >350 células/mm 3), um teste cutâneo positivo num doente com sintomas e sinais compatíveis de TB é fortemente sugestivo do diagnóstico, enquanto se aguarda uma avaliação mais aprofundada em contextos de baixa prevalência de TB. No entanto, a prova cutânea de tuberculina não é útil para diagnosticar a TB ativa em adultos em áreas onde a prevalência da TB é elevada, porque a prevalência de provas cutâneas positivas também é elevada. Um teste cutâneo de tuberculina positivo é também uma indicação para a terapia preventiva, uma vez excluída a TB ativa.

### 4.4.2 ESFREGAÇO DE EXPECTORAÇÃO E CULTURA

Alguns estudos demonstram que os doentes infectados pelo VIH têm maior probabilidade de apresentar doença pulmonar ou extra-pulmonar com baciloscopia negativa ( Reid, 2009; Harries, 1990 ). Foi registada uma ampla gama de positividade do esfregaço ácido-resistente (31 a 81%) ( Steingart *et al.*, 2006 ). Num estudo realizado na África do Sul com 584 doentes infectados com VIH, apenas um terço das 116 culturas positivas eram positivas para a baciloscopia ( Hassim *et al.*, 2010 ). Num estudo realizado na Tanzânia, uma minoria dos doentes que necessitaram de tratamento por suspeita de TB tinha microbiologia positiva (por exemplo, baciloscopia ou cultura de AFB) (Bakari *et al.*, 2008). A TB pulmonar com baciloscopia negativa ocorre mais frequentemente em doentes infectados pelo VIH devido à sua menor prevalência de cavidades pulmonares. O rendimento da cultura de expetoração é substancialmente mais elevado (85 a 100 por cento), uma vez que a cultura pode detetar apenas dez bactérias por ml de expetoração (Reid, 2009; Garay, 1995).

Em doentes infectados com o VIH, um esfregaço positivo para bacilos álcool-ácido resistentes (BAAR) é muito específico para Mycobacterium tuberculosis, mesmo num contexto de elevada incidência de Mycobacterium avium complex (MAC), que se corará de forma semelhante (Yajko *et al.*, 1994).

### 4.4.3 MICROSCOPIA DE FLUORESCÊNCIA

Uma alternativa à coloração de Ziehl-Neelsen é o exame com microscopia de fluorescência, que tem uma especificidade comparável mas uma sensibilidade cerca de 10 por cento superior ( Reid, 2009) . Estudos realizados no Quénia e no Uganda demonstraram que o aumento da sensibilidade deste teste era eficaz em termos de custos e acelerava o diagnóstico ( Kivihya *et al.*, 2003; Shea *et al.*, 2009 ).

Em contextos de recursos limitados, foram investigadas técnicas inovadoras para determinar se a utilidade da microscopia de fluorescência pode ser melhorada através da utilização de um díodo emissor de luz (LED) de baixo custo, que tem uma duração de vida superior a 50 000 horas (Reid, 2009 ).

### 4.4.4 DETECÇÃO DE ANTIGÉNIOS NA URINA

A deteção do antigénio micobacteriano lipoarabinomanano (LAM) na urina pode ser um ensaio de diagnóstico útil. O LAM na urina reflecte a TB disseminada e é mais provável que seja detectado em doentes infectados pelo VIH com contagens de CD4 mais baixas, especialmente em doentes internados ( Minion *et al.*, 2011; Shah *et al.*, 2010; Talbot *et al.*, 2012 ). Numa meta-análise de doentes infectados com VIH, a utilização de um ensaio de deteção de LAM na urina teve uma sensibilidade e especificidade de 56 e 95 por cento, respetivamente (Minion *et al.*, 2011 ). A sensibilidade do ensaio é baixa em doentes seronegativos para o VIH. É necessário efetuar mais estudos sobre este ensaio, incluindo a avaliação do ponto de corte adequado para um resultado positivo em tiras de teste de urina no local de prestação de cuidados (Peter *et al.*, 2012).

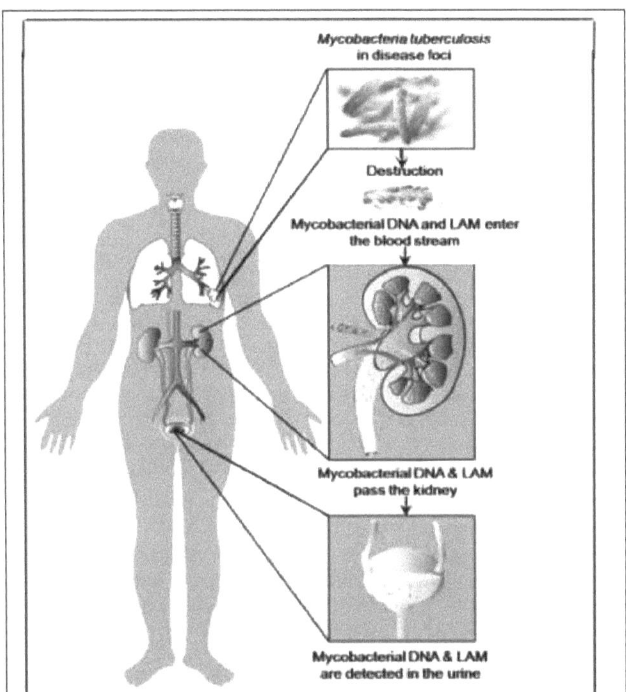


**Figura 4. Diagrama anotado que ilustra a passagem do ADN micobacteriano e do antigénio lipoarabinomanano do local da infeção para o LAM na urina.**

O lipoarabinomanano (LAM) pode ser detectado na urina de doentes com tuberculose ativa. Este glicolípido estável ao calor viaja na corrente sanguínea e atravessa a barreira de filtração renal sem grandes alterações, sendo assim detetável numa forma antigenicamente intacta na urina

### 4.4.5 TESTES DE RESISTÊNCIA AOS MEDICAMENTOS

Para todos os doentes, devem ser realizados testes de suscetibilidade aos agentes de primeira linha, se for possível, para otimizar a eficácia do regime terapêutico e diminuir a transmissão da TB resistente aos medicamentos ( Hassim *et al.*, 2010).

### 4.4.5.1 Xpert MTB/RIF

O ensaio Xpert MTB/RIF é uma plataforma de PCR em tempo real com excelente sensibilidade, especificidade e baixa taxa de indeterminação que pode fornecer um resultado em menos de duas horas. É o novo método de diagnóstico da tuberculose mais interessante desenvolvido nas últimas décadas. O ensaio Xpert MTB/RIF integra a extração de ADN, a amplificação genómica e a deteção semi-quantitativa do complexo M. tuberculosis e da resistência à rifampicina (RIF) num sistema totalmente automatizado (Moure, 2011; Soini *et al.*, 1996).

### 4.4.5.2 SENSIBILIDADE DOS MÉTODOS BASEADOS NA URINA (XPERT MTB/RIF)

Existem poucos dados publicados sobre o desempenho do MTB/RIF utilizando amostras de urina. Numa coorte laboratorial selecionada que interrogava amostras extrapulmonares, verificou-se que a sensibilidade do MTB/RIF era de 100% em 6 amostras de urina com cultura positiva e estatuto VIH desconhecido (Hillemann, 2011), ao passo que, em doentes ambulatórios infectados pelo VIH antes do início da TARV, a sensibilidade global do MTB/RIF na urina foi de 19% (Lawn *et al.*, 2012). É provável que os doentes infectados com VIH com imunossupressão mais avançada tenham sido responsáveis pela maior sensibilidade do MTB/RIF na urina. Os estudos encontraram uma forte associação entre o declínio da contagem de células CD4, LAM na urina, proteinúria e o aumento da positividade do MTB/RIF na urina (Peter, 2012). Isto pode refletir a TB renal como parte da TB disseminada, o aumento da carga bacilar nas pessoas com imunossupressão mais avançada, um mecanismo de filtração com "fugas" ou uma combinação destes factores (Peter, 2012). A sensibilidade do MTB/RIF de urina foi significativamente melhorada pela centrifugação e granulação de ~ 2-10 ml de urina (Peter, 2012).

## 4.5 A RELEVÂNCIA DO ADN DO MTB NA URINA PARA A DOENÇA TUBERCULOSA.

O ensaio Xpert MTB/RIF detecta bacilos *de Mycobacterium tuberculosis* intactos. Isto deve-se ao facto de o processamento baseado em cartuchos implicar a lise, a lavagem e a deposição de micobactérias inteiras numa membrana de filtro antes da amplificação e deteção por PCR em tempo real por rutura ultra-sónica (Lawn *et al.*, 2011). Assim, a deteção de *M. tuberculosis* na urina utilizando o Xpert indica o envolvimento do trato renal com TB, uma vez que, de outra forma, os bacilos não conseguiriam entrar na urina. Além disso, reflecte a falta de compartimentação anatómica da doença em doentes com imunodeficiência avançada. A avaliação de amostras de urina com Xpert proporciona um meio de avaliação rápida da TB disseminada.

## 4.6. URINA PARA O DIAGNÓSTICO DA TUBERCULOSE

A urina como amostra biológica para testes de diagnóstico é atractiva. A urina é fácil de recolher, está prontamente disponível e apresenta um baixo risco de infeção para o pessoal durante a recolha (Torrea *et al.*, 2005). A deteção de antigénios na urina é a técnica de diagnóstico mais comum utilizada para as doenças infecciosas, e o diagnóstico da TB não é exceção (Flores *et al.*, 2011). Foram avaliados vários antigénios de M. tuberculosis na urina para o diagnóstico da TB (Flores *et al.*, 2011). Destes 12 antigénios de TB avaliados, o lipoarabinomanano (LAM) é o mais extensivamente avaliado e promissor (Flores *et al.*, 2011).

## 4.7 LACUNAS NO DIAGNÓSTICO

Embora o MTB tenha sido identificado como o organismo causador da tuberculose há séculos, a deteção da tuberculose no mundo em desenvolvimento continua a ser um problema de saúde significativo devido a uma série de desafios. A falta de marcadores biológicos fiáveis e validados do hospedeiro ou do agente patogénico dificulta os avanços no ensaio de diagnóstico da tuberculose. Apesar das tecnologias existentes e dos avanços registados nas últimas décadas, o desenvolvimento de novos testes POC continua a ser um desafio. É necessário um diagnóstico POC que seja capaz de detetar infecções precoces, que tenha uma elevada especificidade e sensibilidade, que produza resultados rapidamente, que seja acessível, que exija uma única visita, que cause pouca ou nenhuma dor aos pacientes, que tenha a capacidade de utilizar outras amostras para além da expetoração, por exemplo, urina, LCR, etc., que detecte múltiplos biomarcadores de modo a melhorar a sensibilidade e a especificidade, que detecte casos negativos de baciloscopia, que avalie a suscetibilidade aos medicamentos e que esteja prontamente disponível especificamente para regiões remotas com acesso deficiente a laboratórios de referência. Uma estratégia alternativa para o desenvolvimento de um teste POC consiste em minimizar o diagnóstico da TB através da utilização de tecnologias microfluídicas no chip ou da integração de novas nanotecnologias (Wang *et al.*, 2013).

## Bibliografia


Greenberg SD, Frager D, Suster B, et al. Tuberculose pulmonar ativa em doentes com SIDA: espetro de achados radiográficos (incluindo um aspeto normal). Radiologia 1994; 193:115.

Havlir DV, Getahun H, Sanne I, Nunn P. Opportunities and challenges for HIV care in overlapping

HIV and TB epidemics (Oportunidades e desafios para os cuidados do VIH em epidemias sobrepostas de VIH e TB). JAMA 2008; 300:423.

Sharma, S.K. e A. Mohan, Extrapulmonary tuberculosis (Tuberculose extrapulmonar). Indian J Med Res, 2004. 120(4): p. 316-53.


Harries, A.D., N.J. Hargreaves, J.H. Kwanjana, e F.M. Salaniponi, Clinical diagnosis of smearnegative pulmonary tuberculosis: an audit of diagnostic practice in hospitals in Malawi. Int J Tuberc Lung Dis, 2001. 5(12): p. 1143-7.

Hsu, H.L., C.C. Lai, M.C. Yu, F.L. Yu, J.C. Lee, C.H. Chou, C.K. Tan, P.C. Yang e P.R. Hsueh, Caraterísticas clínicas e microbiológicas da tuberculose genitourinária confirmada por cultura de urina em centros médicos de Taiwan de 1995 a 2007. Eur J Clin Microbiol Infect Dis, 2011. 30(3): p. 31926.

Iddah M. Ali et al (2015). JMSCR. Vol 03.Issue 08. agosto. Page 6997- 7004.

OMS, 2006. Parceria Stop TB. Acedido em abril de 2007 em: www.who.int/tb/

Peter JG, T. G., van Zyl-Smit R, Haripersad A, Mottay L. (2012). Precisão de diagnóstico de um teste de tira de urina LAM para deteção de TB em pacientes hospitalizados infectados com VIH. The European respiratory journal: jornal oficial da Sociedade Europeia de Fisiologia Clínica Respiratória.

Reid MJ, S. N. (2009). Approaches to tuberculosis screening and diagnosis in people with HIV in resource-limited settings (Abordagens ao rastreio e diagnóstico da tuberculose em pessoas com VIH em contextos de recursos limitados). Lancet Infect Dis, 9, 173-184.

Steingart KR, Ng V, Henry M, et al. Sputum processing methods to improve the sensitivity of smear microscopy for tuberculosis: a systematic review. Lancet Infect Dis

2006 ; 6:664-674.

Hassim S, Shaw PA, Sangweni P, et al. Deteção de uma taxa substancial de tuberculose multirresistente numa população infetada pelo VIH na África do Sul através da monitorização ativa de amostras de expetoração. Clin Infect Dis 2010; 50:1053.

Bakari M, Arbeit RD, Mtei L, et al. Bases para o tratamento da tuberculose em doentes infectados pelo VIH na Tanzânia: o papel da radiografia do tórax e da cultura de expetoração. BMC Infect Dis 2008; 8:32.

Garay SM. Tuberculose e infeção pelo VIH. Semin Respir Crit Care Med 1995; 16:187.

Yajko DM, Nassos PS, Sanders CA, et al. Elevado valor preditivo do esfregaço ácido-resistente para Mycobacterium tuberculosis apesar da elevada prevalência do complexo Mycobacterium avium em amostras respiratórias. Clin Infect Dis 1994; 19:334.

Kivihya-Ndugga LE, van Cleeff MR, Githui WA, et al. Uma comparação exaustiva da microscopia de Ziehl-Neelsen e da microscopia de fluorescência para o diagnóstico da tuberculose num contexto urbano com poucos recursos. Int J Tuberc Lung Dis 2003; 7:1163.

Shea YR, Davis JL, Huang L, et al. Elevada sensibilidade e especificidade da microscopia ácido-resistente para o diagnóstico da tuberculose pulmonar numa população africana com uma elevada prevalência do vírus da imunodeficiência humana. J Clin Microbiol 2009; 47:1553.

Minion J, Leung E, Talbot E, et al. Diagnosticar a tuberculose com lipoarabinomanano na urina: revisão sistemática e meta-análise. Eur Respir J 2011; 38:1398.

Shah M, Martinson NA, Chaisson RE, et al. Análise quantitativa de um ensaio baseado na urina para a deteção de lipoarabinomanano em doentes com tuberculose. J Clin Microbiol 2010; 48:2972.

Talbot E, Munseri P, Teixeira P, et al. Caraterísticas do teste de lipoarabinomanano urinário e preditores de mortalidade entre suspeitos de tuberculose infectados pelo VIH hospitalizados na

Tanzânia. PLoS One 2012; 7:e32876.

Moure, R., L. Munoz, M. Torres, M. Santin, R. Martin e F. Alcaide, Deteção rápida do complexo Mycobacterium tuberculosis e da resistência à rifampicina em amostras clínicas negativas de esfregaço através da utilização de um método integrado de PCR em tempo real. J Clin Microbiol, 2011. 49(3): p. 1137-9. Soini, H., S.A. Agha, A. El-Fiky, e M.K. Viljanen, Comparação de amplicor e PCR de 32 kilodalton para deteção de Mycobacterium tuberculosis a partir de amostras de expetoração. J Clin Microbiol, 1996. 34(7): p. 1829-30.

Hillemann D, R.-G. S., Boehme C, Richter E. (2011). Deteção molecular rápida da tuberculose extrapulmonar pelo sistema automatizado GeneXpert MTB/RIF. . J Clin Microbiol, 49, 1202-1205.

Lawn SD, B. S., Kranzer K, Nicol MP, Whitelaw A, Vogt M,. (2011). Rastreio da tuberculose associada ao VIH e da resistência à rifampicina antes da terapia antirretroviral utilizando o ensaio Xpert MTB/RIF: Um estudo prospetivo. PLoS Med, 8, e1001067.

Lawn SD, K. A., Vogt M, Wood R. (2011). Precisão do diagnóstico de um ensaio de rastreio de baixo custo, com antigénio na urina, no local de prestação de cuidados, para a tuberculose pulmonar associada ao VIH antes da terapia antirretroviral: um estudo descritivo. . Lancet Infect Dis.

Wood R, R. K., Bekker LG, Middelkoop K, Vogt M, Kreiswirth B, Lawn SD. (2012). Fatores do hospedeiro e do patógeno que afetam a deteção de lipoarabinomanano na urina durante o tratamento da tuberculose e associação com micobacteriúria. BMC Infect Dis, 12, 47.

Flores, L., K. Steingart, N. Dendukuri, I. Schiller, J. Minion, M. Pai, A. Ramsay, M. Henry e S. Laal, Antigen detection tests for the diagnosis of tuberculosis: A systematic review and metaanalysis. Imunologia Clínica e de Vacinas, 2011.

Torrea, G., P. Van de Perre, M. Ouedraogo, A. Zougba, A. Sawadogo, B. Dingtoumda, B. Diallo, M.C. Defer, I. Sombie, S. Zanetti, e L.A. Sechi, Deteção baseada em PCR do complexo Mycobacterium tuberculosis na urina de pacientes com tuberculose pulmonar e extrapulmonar infectados e não infectados pelo VIH no Burkina Faso. Jornal de Microbiologia Médica, 2005. 54(1): p. 39-44.

Wang, ShuQi, et al. "Point-of-care assays for tuberculosis: role of nanotechnology/microfluidics." Biotechnology advances 31.4 (2013): 438-449.

*Escrito por: Dr. Iddah M. Ali*

# Capítulo Cinco
# CO-INFECÇÃO VIH/TB

## 5.1 EFEITO DO VIH NA TUBERCULOSE

O risco de TB aumenta após a seroconversão para o VIH, duplicando no primeiro ano ( Sonnenberg *et al.*, 2005), devido à rápida depleção das células T auxiliares específicas da TB, que ocorre logo após a infeção pelo VIH (Geldmache *et al.*, 2008 ). A partir daí, o risco de TB aumenta progressivamente com o declínio da imunidade (Wood *et al.*, 2000, Holmes *et al.*, 2006 ). Os doentes infectados com VIH correm um risco muito maior de desenvolver TB ativa a partir de uma infeção latente reactivada ( Selwyn *et al.*, 1989 ). A incidência da TB aumentou muito em África, devido à epidemia de VIH (Corbett *et al.*, 2003).

A infeção pelo VIH é também um fator de risco para a progressão acelerada da TB após a exposição (Corbett *et al.*, 2004), o que resultou em surtos de tuberculose multirresistente e extensivamente resistente aos medicamentos (XDR) (Shuchman, 2007; Daley *et al.*, 1992; Gandhi *et al.*, 2006). Um estudo referiu que a duração calculada da doença da TB antes do diagnóstico era três vezes mais curta nos doentes infectados pelo VIH do que nos doentes seronegativos (Corbett *et al.*, 2004). Por conseguinte, os médicos devem estar conscientes de que, nos doentes infectados pelo VIH, a TB é uma doença mais subaguda do que crónica, e que a TB pode progredir rapidamente enquanto se faz o diagnóstico. A duração mais curta da doença, juntamente com a maior proporção de TB negativa à baciloscopia de expetoração observada na infeção pelo VIH, resulta num menor risco de transmissão da TB a partir de doentes infectados pelo VIH (Behr *et al.*, 1999). Um estatuto serológico positivo para o VIH também confere risco de infeção recorrente por TB (Lahey *et al.*, 2013), frequentemente devido a reinfeção exógena.

## 5.2 EFEITO DA TUBERCULOSE NO VIH

Do mesmo modo, a TB parece ter um impacto negativo na doença VIH, aumentando o risco de progressão para SIDA ou morte após o tratamento da TB (Lopez-Gatell *et al.*, 2007; Badri *et al.*, 2001 ). A aceleração da doença por VIH causada pela TB pode resultar de um ou mais dos seguintes mecanismos: i) A infeção por TB está associada a um aumento significativo da viremia plasmática do VIH (Toossi *et al.*, 2001). Tal como acontece com outras infecções oportunistas, a viremia do VIH diminui geralmente após o início de um tratamento bem sucedido da TB (Goletti *et al.*, 1996). No entanto, por razões que permanecem pouco claras, foram observados níveis persistentemente elevados de viremia em doentes de África, apesar do início de uma terapia antituberculosa eficaz (Wolday *et al.*, 2005 ). ii). A ativação imunitária generalizada, devida à infeção por TB, pode aumentar a proporção de células CD4 que são alvos preferenciais do VIH (Vanham *et al.*, 1996). iii). A expressão aumentada dos coreceptores do VIH CCR5 e CXCR4 ocorre em doentes infectados pelo VIH com co-infeção por TB (Wolday *et al.*, 2005).

## Bibliografia

E. L. Corbett, C. J. W., N. Walker (2003). "The growing burden of tuberculosis: global trends and interactions with the HIV epidemic,". Archives of Internal Medicine, 163(9), 1009-1021.

Corbett EL, Charalambous S, Moloi VM, et al. Human immunodeficiency virus and the prevalence of undiagnosed tuberculosis in African gold miners. Am J Respir Crit Care Med 2004; 170:673.

Sonnenberg P, Glynn JR, Fielding K, et al. How soon after infection with HIV does the risk of tuberculosis begins to increase? Um estudo de coorte retrospetivo em mineiros de ouro da África do Sul. J Infect Dis 2005; 191:150.

Geldmacher C, Schuetz A, Ngwenyama N, et al. Early depletion of Mycobacterium tuberculosisspecific T helper 1 cell responses after HIV-1 infection. J Infect Dis 2008; 198:1590.

Wood R, Maartens G, Lombard CJ. Risk factors for developing tuberculosis in HIV-1-infected adults from communities with a low or very high incidence of tuberculosis. J Acquir Immune Defic Syndr 2000; 23:75.

Toossi Z, Mayanja-Kizza H, Hirsch CS, et al. Impacto da tuberculose (TB) na atividade do VIH-1 em doentes duplamente infectados. Clin Exp Immunol 2001; 123:233.

Goletti D, Weissman D, Jackson RW, et al. Efeito do Mycobacterium tuberculosis na replicação do VIH. Papel da ativação imunitária. J Immunol 1996; 157:1271.

Wolday D, Tegbaru B, Kassu A, et al. Expressão dos receptores de quimiocinas CCR5 e CXCR4 nas células T CD4+ e níveis plasmáticos de quimiocinas durante o tratamento da tuberculose ativa em doentes co-infectados com o VIH-1. J Acquir Immune Defic Syndr 2005; 39:265.

Vanham G, Edmonds K, Qing L, et al. Ativação imunitária generalizada na tuberculose pulmonar: co-ativação com a infeção pelo VIH. Clin Exp Immunol 1996; 103:30.

Badri M, Ehrlich R, Wood R, et al. Associação entre a tuberculose e a progressão da doença do VIH numa zona de elevada prevalência de tuberculose. Int J Tuberc Lung Dis 2001; 5:225.

Lahey T, Mackenzie T, Arbeit RD, et al. Risco de tuberculose recorrente entre adultos infectados pelo VIH na Tanzânia com tuberculose ativa prévia. Clin Infect Dis 2013; 56:151.

Lopez-Gatell H, Cole SR, Hessol NA, et al. Effect of tuberculosis on the survival of women infected with human immunodeficiency virus (Efeito da tuberculose na sobrevivência de mulheres infectadas com o vírus da imunodeficiência humana). Am J Epidemiol 2007; 165:1134.

Shuchman M. Improving global health--Margaret Chan na OMS. N Engl J Med 2007; 356:653.

Daley CL, Small PM, Schecter GF, et al. Um surto de tuberculose com progressão acelerada entre pessoas infectadas com o vírus da imunodeficiência humana. Uma análise utilizando polimorfismos de comprimento de fragmentos de restrição. N Engl J Med 1992; 326:231.

Gandhi NR, Moll A, Sturm AW, et al. A tuberculose extensivamente resistente aos medicamentos como causa de morte em doentes co-infectados com tuberculose e VIH numa zona rural da África do Sul. Lancet 2006; 368:1575.

Holmes CB, Wood R, Badri M, et al. Declínio de CD4 e incidência de infecções oportunistas na Cidade do Cabo, África do Sul: implicações para a profilaxia e o tratamento. J Acquir Immune Defic Syndr 2006; 42:464.

Selwyn PA, Hartel D, Lewis VA, et al. Um estudo prospetivo do risco de tuberculose entre os consumidores de drogas intravenosas com infeção pelo vírus da imunodeficiência humana. N Engl J Med 1989; 320:545.

**Escrito por: Dr. Iddah M. Ali**

# 6.1 INTRODUÇÃO

A tuberculose pode levar a duas formas principais de doença renal. Estas incluem: infeção direta do rim e do trato urinário inferior; e amiloidose secundária. Outras causas incluem: nefrotoxicidade induzida por agentes antimicrobianos e hiponatremia devido à síndrome de secreção inapropriada de ADH induzida por envolvimento pulmonar ou doença miliar.

Os doentes com VIH correm o risco de sofrer uma lesão renal aguda (LRA) e uma doença renal crónica (DRC) secundária à nefrotoxicidade dos medicamentos, à nefropatia associada ao VIH, às doenças renais do complexo imunitário e à doença renal no contexto da microangiopatia trombótica. A incidência de IRA em doentes infetados pelo VIH é mais elevada do que em doentes sem VIH. Alguns factores de risco de LRA nos doentes infetados pelo VIH são semelhantes aos factores de risco de LRA na população em geral, como a idade avançada, a diabetes mellitus, a DRC preexistente e a doença hepática aguda ou crónica. No entanto, alguns factores de risco são específicos do VIH. Tal como na população em geral, o desenvolvimento de LRA aumenta o risco de morte nos doentes com VIH. Os tipos mais comuns de LRA em doentes infetados pelo VIH são os estados pré-renais e a necrose tubular aguda, embora também possam ocorrer outras etiologias. Os doentes com infeção por VIH correm o risco de nefrotoxicidade devido à terapêutica antirretroviral altamente ativa (HAART), bem como aos medicamentos utilizados para tratar infecções oportunistas ou a co-infeção com o vírus da hepatite.

Prevê-se que a prevalência e a incidência da DRC relacionada com o VIH e da doença renal em fase terminal (DRT) aumentem à medida que a prevalência da infeção pelo VIH continua a aumentar. A etiologia da DRC em doentes com VIH varia entre perturbações independentes do VIH (como a hipertensão, a diabetes e a recuperação incompleta de um episódio de LRA) e perturbações relacionadas com o VIH (como a nefropatia associada ao VIH [NVIH]). As doenças glomerulares que podem ocorrer mais frequentemente em doentes infetados pelo VIH do que na população em geral incluem a HIVAN, a glomerulonefrite mediada por imunocomplexos e a glomerulonefrite secundária à co-infeção com o vírus da hepatite C. Todos os doentes infetados com VIH devem ser examinados para detetar proteinúria e redução da função renal. A identificação de DRC num

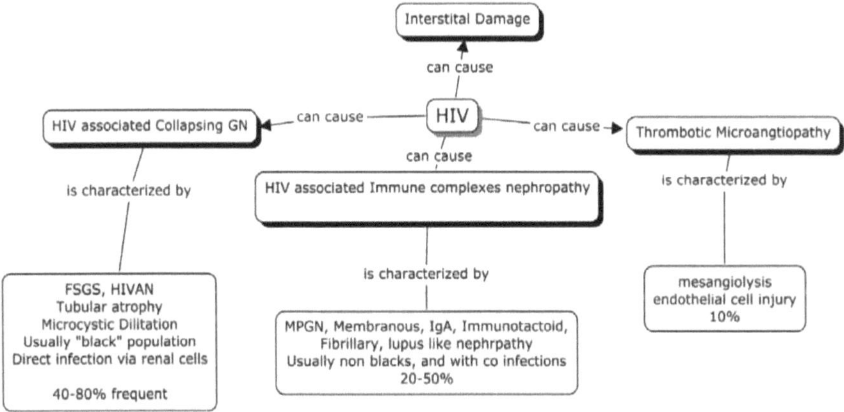


doente com VIH deve levar à consulta de nefrologia e ao início da HAART.

**Figura 6: Descreve como o VIH pode causar doença renal**

## 6.2 INFECÇÃO DO TRACTO URINÁRIO

É importante notar que qualquer espécie de Mycobacteria que infecte os seres humanos pode causar doença renal. A maioria dos casos resulta da M. tuberculosis. O envolvimento renal começa com a sementeira hematogénea na altura da infeção pulmonar primária ou, menos frequentemente, com a reativação tardia e a doença miliar. Isto resulta na formação de lesões granulomatosas nos glomérulos que, na maior parte das vezes, se curam sem produzir qualquer doença renal. No entanto, os granulomas podem caseificar e romper para o lúmen tubular até 30 anos após a infeção inicial, fazendo com que os bacilos da tuberculose entrem no interstício medular, levando à formação de granulomas e à lesão medular progressiva ( *Simon et al.,* 1977; Christensen,1974 ). As lesões podem também ocorrer nos ureteres, na bexiga nas mulheres e, nos homens, a próstata e o epidídimo são afectados.

### 6.2.1 Manifestações clínicas

As manifestações clínicas da infeção do trato urinário são variáveis. O início da tuberculose genitourinária clinicamente evidente é geralmente insidioso. Os sintomas mais comuns da infeção do trato urinário são a disúria e a hematúria macroscópica (Simon *et al.,* 1977; Christensen, 1974; Diagnostic Standards and Classification of Tuberculosis in Adults and Children, 1999). A cólica renal é uma manifestação pouco frequente, assim como a doença extrarrenal ativa (febre, perda de peso, tosse e hemoptise). Isto deve-se ao facto de a rutura dos granulomas glomerulares ser um acontecimento aleatório, o que implica que pode ser acidental e que é independente de doença noutros locais (Simon *et al.,* 1977; Eastwood *et al.,* 2001 ).

Os sinais de doença renal extra incluem;

a) Estenoses ureterais (simples ou múltiplas),
b) Uma bexiga contraída,
c) Calcificações nos canais deferentes, nas vesículas seminais ou na próstata (Becker, 1988 , Kollins *et al.,1974* ) nos homens.

Por vezes é assintomática em doentes que apresentam piúria e hematúria microscópica (Simon *et al.,* 1977). A proteinúria pesada e os cilindros celulares estão ausentes, e a concentração de creatinina plasmática é geralmente normal ou quase normal. As estenoses ureterais podem causar uropatia obstrutiva e, em casos graves, perda renal (Eastwood *et al.,* 2001 , Li *et al.,* 2006 ). A hipertensão refractária é uma complicação menos comum da tuberculose renal. A elevação da pressão sanguínea neste contexto é mediada pela angiotensina II e pode resultar da proliferação da íntima dos vasos nas áreas de inflamação ou na sua proximidade, levando à isquemia segmentar e à libertação de renina (Marks e Poutasse, 1973 ).

### 6.2.2 Diagnóstico

O diagnóstico de tuberculose genitourinária pode ser suspeitado a partir dos sintomas, dos achados urinários, de uma possível história passada de tuberculose e de um teste cutâneo de tuberculina positivo. A urina é classicamente **estéril** numa cultura de rotina, mas alguns doentes têm bacteriúria concomitante. Assim, uma cultura positiva não exclui a presença de tuberculose urinária no contexto clínico adequado. Os estudos radiológicos, nomeadamente um pielograma intravenoso (PIV), são frequentemente úteis (Becker, 1988 , Kollins *et al.,1974* ).

A confirmação do diagnóstico requer a demonstração de bacilos da tuberculose na urina, embora a constelação de disúria, piúria estéril, hematúria e os achados caraterísticos da PIV sejam altamente sugestivos de tuberculose do trato urinário (Diagnostic Standards and Classification of Tuberculosis in Adults and Children , 1999 ). A deteção de organismos ácido-resistentes no sedimento urinário com uma coloração de Ziehl-Neelsen ou com técnicas de coloração fluorescente não é patognomónica para esta doença, uma vez que podem ocasionalmente estar presentes micobactérias não patogénicas; além disso, é frequente ocorrerem resultados falsos negativos (Diagnostic Standards and Classification of Tuberculosis in Adults and Children , 1999 ). Assim, a cultura de urina é o padrão de ouro para estabelecer o diagnóstico. Devem ser enviadas três a seis amostras do primeiro jato médio da manhã para maximizar a probabilidade de um resultado positivo; podem ocorrer resultados falsos negativos se o doente estiver a receber terapêutica antituberculosa ou antibióticos de largo espetro que possam inibir o crescimento micobacteriano devido às elevadas concentrações urinárias obtidas (Diagnostic Standards and Classification of Tuberculosis in Adults and Children , 1999 ). Os bacilos são eliminados na urina de forma intermitente; como resultado, apenas 30 a 40 por cento das amostras individuais são positivas em doentes com doença ativa (Lattimer *et al.*, 1969 ). O tratamento adequado com agentes antituberculosos é bem sucedido na erradicação da infeção ativa em quase todos os doentes.

## 6.3 AMILOIDOSE SECUNDÁRIA

A amiloidose secundária pode ocorrer em qualquer doença (como a tuberculose) em que a inflamação crónica leva a níveis circulantes persistentemente elevados do reagente de fase aguda, a proteína amiloide A sérica. Deve suspeitar-se desta doença em qualquer doente com tuberculose que apresente proteinúria elevada, normalmente na gama nefrótica (Kennedy *et al.*, 1974). Alguns doentes, contudo, têm principalmente amiloide vascular, levando a isquemia glomerular mas não a um aumento da permeabilidade glomerular.

As manifestações clínicas neste contexto incluem;

a)  insuficiência renal lentamente progressiva,
b)  um sedimento de urina benigno,
c)  e pouca ou nenhuma proteinúria (Falck *et al.,1983* ).

O diagnóstico de amiloidose secundária é estabelecido através da demonstração da deposição de amiloide tecidular na biopsia do tecido adiposo abdominal, do reto ou do rim.

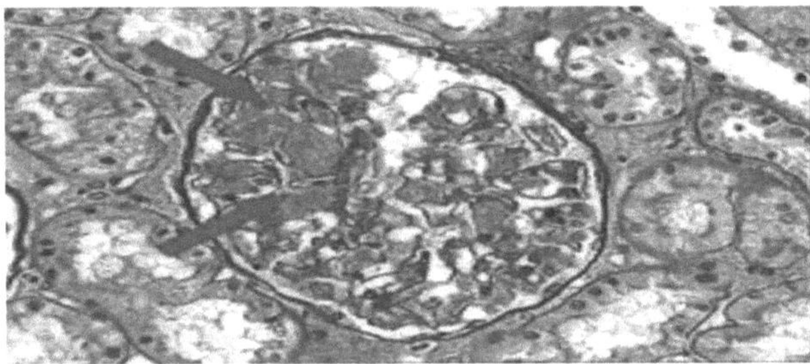

**Placa 6 (a):** Demonstra depósitos de amiloide por microscopia ótica que aparecem como uma substância extracelular amorfa, eosinofílica, PAS negativa ou escassamente positiva.

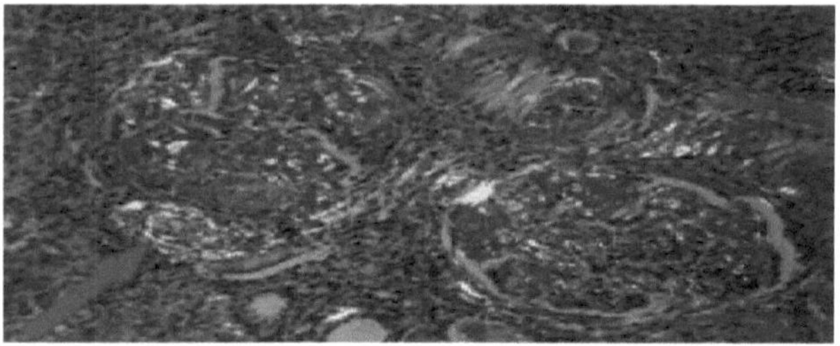

**Placa 6 (b):** Demonstra depósitos amilóides Quando coradas com Vermelho Congo, as secções mostram (seta) uma birrefringência típica verde-maçã sob luz polarizada. A perda de coloração com Vermelho Congo causada pelo pré-tratamento do tecido com permanganato de potássio é uma ferramenta útil para o diagnóstico de amiloidose AA.

## 6.4 NEFROTOXICIDADE INDUZIDA POR MEDICAMENTOS

Alguns medicamentos utilizados no tratamento da tuberculose podem também afetar a função renal (Berns *et al.*, 1991 ). O mais importante é a rifampicina, que pode induzir lesões tubulares e intersticiais e, raramente, uma glomerulonefrite crescente (Berns *et al.*, 1991). Os doentes afectados apresentam tipicamente uma insuficiência renal aguda com uma nefrite intersticial na biopsia renal. A função tubular também é anormal, levando em alguns casos a glicosúria renal, hiperuricosúria, poliúria devido a diabetes insípida nefrogénica e aumento da excreção urinária de cadeias leves policlonais. Esta última pode, raramente, levar a uma obstrução tubular, simulando o quadro de mieloma renal (Soffer *et al.,1987* ).

### NEFROTOXICIDADE INDUZIDA POR CICLOSPORINA / TACROLIMUS

A nefrotoxicidade crónica da ciclosporina é **caracterizada por atrofia tubular e fibrose intersticial** com insuficiência renal progressiva.

A ciclosporina provoca vasoconstrição das arteríolas glomerulares aferentes e eferentes e reduções do fluxo sanguíneo renal e da taxa de filtração glomerular (TFG).

- A lesão tubular renal é uma consequência da vasoconstrição renal e da lesão endotelial que conduz à isquemia, bem como de um efeito tóxico direto da ciclosporina A no epitélio tubular.

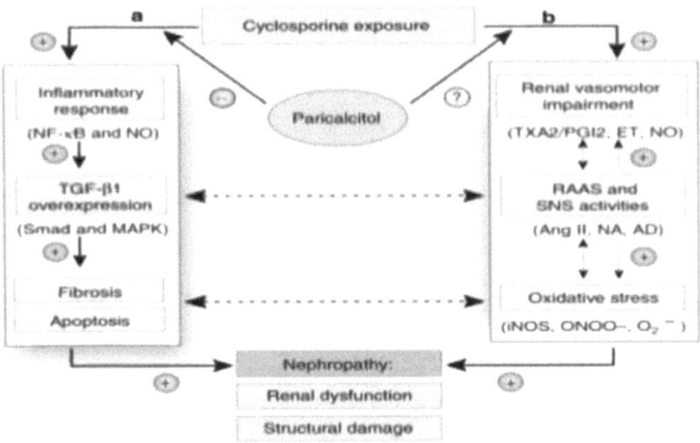


**Figura 6.1 : Mostra como os medicamentos causam nefrotoxicidade**

## 6.5 NEFRITE INTERSTICIAL TUBERCULOSA

Foram realizados vários estudos e os relatórios sugerem que a tuberculose, independentemente da terapia medicamentosa, pode causar nefrite intersticial crónica, com a histologia a revelar também granulomas, que podem ser granulomas caseosos (Guggino *et al.,1983* , Javaud *et al.,2007,* Chapagain *et al.,2011* ).

Foram registadas as seguintes caraterísticas:

> Oito doentes não apresentavam sintomas extrarrenais relacionados com a tuberculose, mas tinham um sedimento urinário ativo e uma insuficiência renal rapidamente progressiva.
> A leucocitúria foi o principal achado na análise da urina, mas não estava presente em todos os doentes.42
> Nove doentes tinham evidência de tuberculose noutro local.
> A biopsia renal revelou inflamação intersticial com eosinofilia e granulomas; foram identificados granulomas caseosos em três doentes. Não havia evidência de deposição de complexos imunes em nenhuma das amostras, embora tenha sido observada deposição inespecífica de IgG mesangial. Nenhuma das amostras de biopsia foi positiva para bacilos álcool-ácido resistentes por coloração de Ziehl-Neelsen ou cultura.

A patogénese da nefrite intersticial associada à tuberculose não é clara; alguns especularam que poderia ser um epifenómeno imunológico induzido pela tuberculose noutros órgãos (Eastwood *et al.,* 2011 ). O sucesso do tratamento com agentes antituberculose tem sido associado a uma função renal estável ou mesmo melhorada, desde que o tratamento seja iniciado suficientemente cedo.

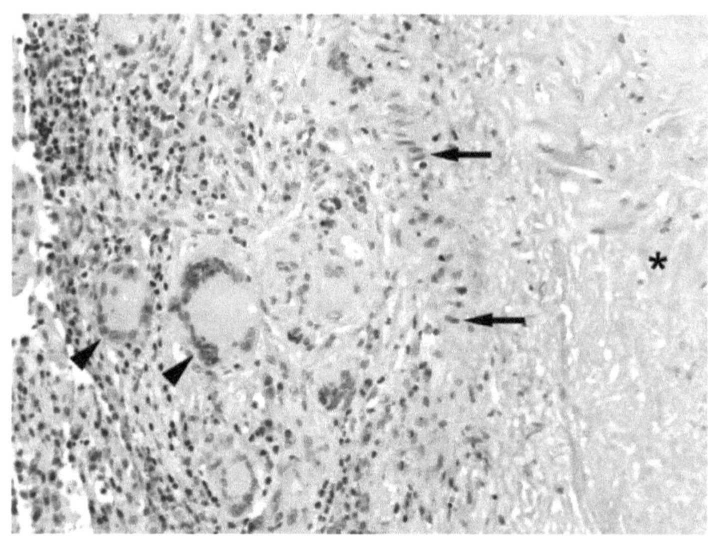

**Figura 6.2: Bordo de um granuloma necrotizante observado na tuberculose micobacteriana, mostrando um bordo periférico de histiócitos epitelióides (setas) que rodeiam a região necrótica central (asterisco; H&E, 200x). Alguns histiócitos estão também a formar células gigantes multinucleadas (cabeças de seta). No exterior da orla de histiócitos encontra-se uma orla exterior de linfócitos e plasmócitos.**

## 6.4 HIPONATREMIA

A hiponatremia ligeira (concentração de sódio plasmático geralmente entre 125 e 135 meq/L) é um achado não raro na tuberculose pulmonar ou miliar ativa (Hill *et al.*, 1990 ). A maioria dos doentes parece ter o síndroma de secreção inapropriada de ADH, com aproximadamente um terço a ter um osmostato de reinicialização em que a concentração de sódio plasmático se mantém estável num novo nível mais baixo (Hill *et al.*, 1990 )

## 6.5 TRATAMENTO

O tratamento da tuberculose renal é o mesmo que o da tuberculose pulmonar. O regime de medicamentos varia consoante o doente tenha ou não infeção por VIH ou tuberculose resistente aos medicamentos.

## Bibliografia

Simon HB, Weinstein AJ, Pasternak MS, et al. Tuberculose geniturinária. Caraterísticas clínicas numa população de um hospital geral. Am J Med 1977; 63:410.

Christensen WI. Tuberculose genitourinária: revisão de 102 casos. Medicine (Baltimore) 1974; 53:377.

Padrões de Diagnóstico e Classificação da Tuberculose em Adultos e Crianças. Esta declaração oficial da American Thoracic Society e dos Centers for Disease Control and Prevention foi adoptada pelo Conselho de Administração da ATS, em julho de 1999. Esta declaração foi aprovada pelo Conselho da Infectious Disease Society of America, em setembro de 1999. Am J Respir Crit Care Med 2000; 161:1376.

Eastwood JB, Corbishley CM, Grange JM. Tuberculose e o rim. J Am Soc Nephrol 2001; 12:1307.

Becker JA. Renal tuberculosis. Urol Radiol 1988; 10:25.

Kollins SA, Hartman GW, Carr DT, et al. Achados roentgenográficos na tuberculose do trato urinário. Uma revisão de 10 anos. Am J Roentgenol Radium Ther Nucl Med 1974; 121:487.

Li SY, Wang KL, Chen JY, Chen TW. Autonefrectomia tuberculosa. Kidney Int 2006; 69:1924.

Marks LS, Poutasse EF. Hypertension from renal tuberculosis: operative cure predicted by renal vein renin. J Urol 1973; 109:149.

Lattimer JK, Reilly RJ, Segawa A. The significance of the isolated positive urine culture in genitourinary tuberculosis. J Urol 1969; 102:610.

Kennedy AC, Burton JA, Allison ME. Tuberculose como causa contínua de amiloidose renal. Br Med J 1974; 3:795.

Falck HM, Tornroth T, Wegelius O. Deposição de amiloide predominantemente vascular no rim em doentes com proteinúria mínima ou inexistente. Clin Nephrol 1983; 19:137.

Berns JS, Cohen RM, Stumacher RJ, Rudnick MR. Renal aspects of therapy for human immunodeficiency virus and associated opportunistic infections (Aspectos renais da terapia para o vírus da imunodeficiência humana e infecções oportunistas associadas). J Am Soc Nephrol 1991; 1:1061.

Soffer O, Nassar VH, Campbell WG Jr, Bourke E. Nefropatia de cadeia leve e insuficiência renal aguda associada à terapia com rifampicina. Doença renal semelhante ao mieloma renal. Am J Med 1987; 82:1052.

Guggino SE, Martin GJ, Aronson PS. Specificity and modes of the anion exchanger in dog renal microvillus membranes. Am J Physiol 1983; 244:F612.

Javaud N, Belenfant X, Stirnemann J, et al. Granulomatoses renais: um estudo retrospetivo de 40 casos e revisão da literatura. Medicine (Baltimore) 2007; 86:170.

Chapagain A, Dobbie H, Sheaff M, Yaqoob MM. Apresentação, diagnóstico e resultado do tratamento da nefrite tubulointersticial mediada por tuberculose. Kidney Int 2011; 79:671.

Eastwood JB, Corbishley CM, Grange JM. Tuberculose e nefrite tubulointersticial: um puzzle intrigante. Kidney Int 2011; 79:579.

Hill AR, Uribarri J, Mann J, Berl T. Alterações do metabolismo da água na tuberculose: papel da vasopressina. Am J Med 1990; 88:357.

**Escrito por: Dr. Iddah M. Ali**

# Capítulo Sete
# DESENVOLVIMENTO DE VACINAS

A eficácia da vacinação BCG é limitada. É necessário o desenvolvimento de novas vacinas. O desenvolvimento de novas vacinas tem sido dificultado pela falta de uma boa compreensão dos correlatos de proteção e pela dificuldade em identificar parâmetros de proteção contra a doença ativa que possam ser utilizados em ensaios de vacinas. As diretrizes da Organização Mundial de Saúde recomendam que o Bacille Calmette-Guerin (BCG) seja administrado como parte da imunização de rotina dos recém-nascidos para proteger contra a TB, embora a sua eficácia seja limitada.

Apesar destes obstáculos, existem muitas vacinas candidatas em ensaios clínicos (Brennan e Thole, 2012). Os resultados dos ensaios com o vírus da vaccinia modificado Ankara que expressa o antigénio micobacteriano 85A (MVA85A) foram decepcionantes (Sander *et al.*, 2009; Hawkridge *et al.*, 2008; Tameris *et al.*, 2013 ). Outros candidatos incluem o AERAS-402 / Crucell Ad35, baseado em adenovírus com deficiência de replicação que expressam o antigénio 85A, 85B e TB10.4 do M. tuberculosis (Abel *et al*, 2010 ), BCG recombinante que exprime antigénios do M. tuberculosis (VPM1002, rBCG30), subunidades recombinantes ou proteínas de fusão (M72, Hybrid-1+IC31; Hybrid-1+CAF01, Hyvac4, AERAS-404 + IC-31), células fragmentadas do M. tuberculosis (RUTI) e micobactérias atenuadas não tuberculosas (M. vaccae) (Hawkridge e Mahomed , 2011) . Muitos destes candidatos avançaram para ensaios em seres humanos depois de terem demonstrado, em modelos animais não humanos, que conferiam uma melhor proteção do que o BCG.

Muitas das novas vacinas foram concebidas para serem administradas através de uma "estratégia heteróloga de reforço primário", na qual a nova vacina que exprime antigénios do M. tuberculosis é administrada como reforço nas pessoas preparadas com BCG ou com uma vacina BCG recombinante. Os antigénios do M. tuberculosis são fornecidos num vetor viral ou não micobacteriano. Outras estratégias para a aplicação da vacina contra a TB incluem a vacina terapêutica ou imunoterapia, concebida para ser administrada a pessoas já infectadas com M. tuberculosis para evitar que progridam para a doença ativa, e a vacina adjuvante concebida para ser administrada juntamente com um regime de medicamentos de curta duração (Aagaard *et al.*, 2011, Miyata *et al.*, 2012). A ideia de uma vacina adjuvante é reduzir a carga bacteriana com medicamentos padrão para um nível que possa ser eliminado pela imunidade induzida pela vacina, o que pode facilitar regimes de medicamentos de curso mais curto (Miyata *et al.*, 2012).

Continuam a existir grandes obstáculos ao desenvolvimento de vacinas contra a TB seguras, eficazes e económicas. Estes incluem a nossa necessidade de compreender melhor a imunologia da TB, especialmente a componente associada à proteção contra uma vacina e contra a infeção natural; a identificação de biomarcadores para a eficácia e proteção da vacina; a seleção de locais de ensaios clínicos com populações-alvo adequadas; as restrições regulamentares e éticas associadas aos ensaios clínicos; e os recursos e financiamento limitados disponíveis para o desenvolvimento, ensaios clínicos e implementação da vacina.

## Bibliografia


Brennan MJ, Thole J. Tuberculosis vaccines: a strategic blueprint for the next decade. Tuberculosis (Edinb) 2012; 92 Suppl 1:S6.

Sander CR, Pathan AA, Beveridge NE, et al. Segurança e imunogenicidade de uma nova vacina contra a tuberculose, MVA85A, em indivíduos infectados com Mycobacterium tuberculosis. Am J Respir Crit Care Med 2009; 179:724.

Hawkridge T, Scriba TJ, Gelderbloem S, et al. Segurança e imunogenicidade de uma nova vacina contra a tuberculose, MVA85A, em adultos saudáveis na África do Sul. J Infect Dis 2008; 198:544.

Tameris MD, Hatherill M, Landry BS, et al. Segurança e eficácia da MVA85A, uma nova vacina contra a tuberculose, em bebés previamente vacinados com BCG: um ensaio de fase 2b aleatório e controlado por placebo. Lancet 2013.

Abel B, Tameris M, Mansoor N, et al. A nova vacina contra a tuberculose, AERAS-402, induz células T CD4+ e CD8+ robustas e polifuncionais em adultos. Am J Respir Crit Care Med 2010; 181:1407.

Hawkridge T, Mahomed H. Perspectivas de uma vacina nova, mais segura e mais eficaz contra a tuberculose. Paediatr Respir Rev 2011; 12:46.

Aagaard C, Hoang T, Dietrich J, et al. Uma vacina multiestágio contra a tuberculose que confere uma proteção eficaz antes e depois da exposição. Nat Med 2011; 17:189.

Miyata T, Cheigh CI, Casali N, et al. Uma vacina terapêutica adjuvante contra a reativação e a recidiva da tuberculose pós-tratamento. Vaccine 2012; 30:459.

***Escrito por: Dr. Iddah M. Ali***

# Capítulo Oito

## TÓPICOS RELACIONADOS

**Vacinação BCG**

### 8.1 INTRODUÇÃO

A Bacille Calmette-Guerin (BCG) é uma estirpe viva de Mycobacterium bovis desenvolvida por Calmette e Guerin para ser utilizada como vacina atenuada na prevenção da tuberculose e de outras infecções micobacterianas. A vacina foi administrada pela primeira vez a seres humanos em 1921 e continua a ser a única vacina contra a tuberculose de uso geral. Várias novas vacinas contra a tuberculose estão também a ser desenvolvidas, e muitas foram concebidas para potenciar os efeitos da BCG (von Reyn e Vuola, 2002; Hoft, 2008). A BCG é a vacina mais amplamente administrada no mundo; foi administrada a mais de 3 mil milhões de indivíduos, principalmente no âmbito da imunização de rotina de recém-nascidos (conforme ditado pelas diretrizes da Organização Mundial de Saúde) (Fine *et al.*, 1999).

Embora o papel principal do BCG seja a prevenção da tuberculose, a vacina BCG também é eficaz na proteção contra a lepra, a úlcera de Buruli e a doença causada por micobactérias não tuberculosas. Além disso, é utilizada como imunoestimulante no tratamento do carcinoma superficial da bexiga.

Neste capítulo, serão analisadas questões relacionadas com a imunidade do hospedeiro, a eficácia, a administração, a segurança e a política da vacina.

### 8.2 MICOBACTÉRIAS E IMUNIDADE DO HOSPEDEIRO

Praticamente qualquer infeção micobacteriana prévia (quer adquirida naturalmente, quer induzida por vacina) parece produzir algum nível de proteção contra a doença subsequente devida à tuberculose e, em alguns casos, a outras micobactérias (von Reyn e Vuola, 2002). As infecções naturais que conferem proteção contra a tuberculose incluem a infeção prévia com o próprio M. tuberculosis ou a infeção prévia com micobactérias não tuberculosas (NTM) (Edwards e Palmer, 1968; Fine, 1995 ). Estas observações sugerem que a proteção é conferida pela resposta imunitária a antigénios micobacterianos comuns.

A magnitude da proteção parece ser parcial. Embora a infeção prévia com M. tuberculosis geralmente proporcione proteção contra a infeção recorrente em indivíduos saudáveis, um subconjunto de doentes com infeção por VIH demonstrou ser suscetível a um episódio repetido de tuberculose devido a uma estirpe diferente (Flahiff, 1939; Bjartveit *et al.*, 2003; HEIMBECK, 1948; Verver *et al.*, 2005; von Reyn e Horsburgh, 2006).

### 8.2.1 Durabilidade da proteção

A duração da proteção induzida pelo BCG contra a tuberculose é geralmente considerada como sendo de aproximadamente 10 a 15 anos; este é o período durante o qual o BCG demonstrou ser protetor contra a tuberculose infantil. No entanto, a duração pode variar; o acompanhamento a longo prazo de doentes num ensaio de vacinação BCG iniciado na década de 1930 entre índios americanos e nativos do Alasca demonstrou que a proteção parcial pode durar 50 a 60 anos (Aronson *et al.*, 2004 ). No entanto, o grau desta proteção NÃO é suficiente para tomar decisões clínicas relativamente ao diagnóstico e tratamento da infeção latente por TB.

### 8.2.2 EFICÁCIA

> A eficácia da vacina BCG parece depender de três factores:
> o estado imunitário subjacente do recetor,
> a extensão da exposição de fundo a micobactérias antes da vacinação,
> e talvez a potência da estirpe de BCG utilizada na vacina.

Uma vez que os recém-nascidos ainda não foram expostos a micobactérias, parecem beneficiar mais da vacinação BCG do que os indivíduos mais velhos (Wilson *et al.*, 1995). A eficácia protetora do BCG parece depender da extensão da exposição de fundo às micobactérias ambientais, que por sua vez é uma função da idade. Os indivíduos que vivem em zonas endémicas de TB parecem ter respostas imunitárias de fundo mais elevadas aos antigénios micobacterianos do que os que vivem em zonas não endémicas (exceto os recém-nascidos). Por conseguinte, o efeito benéfico da vacinação BCG é reduzido em relação aos indivíduos fora das zonas endémicas de TB (Black *et al.*, 2002 ). Tanto as infecções micobacterianas como as vacinas de células inteiras vivas ou inactivadas conferem proteção contra a tuberculose (Behr MA, Small, 1997 ). Embora as variações na eficácia do BCG tenham sido atribuídas a diferenças de potência entre as estirpes de BCG, parece improvável que diferenças menores entre as estirpes de BCG expliquem as grandes variações observadas na eficácia da vacina; estas variações na eficácia são mais provavelmente devidas a diferenças metodológicas nos ensaios e/ou a diferenças nos outros factores acima descritos.

### 8.2.3 Doença ativa
Uma meta-análise amplamente citada sugere que a vacinação BCG reduz o risco de TB ativa em cerca de 50%, embora este valor não reflicta as importantes diferenças de eficácia nos diferentes grupos etários (Colditz ,1994 ). A vacinação de recém-nascidos e lactentes parece conferir proteção em cerca de 80% dos casos, enquanto a vacinação de crianças mais velhas e adultos é consideravelmente menos eficaz (Clemens *et al.*, 1983; Colditz ,1995 ). O maior benefício da BCG parece ser a diminuição do risco de meningite tuberculosa e de doença disseminada nas crianças (75 a 86% de eficácia) (Rodrigues *et al.*, 1993). No entanto, os estudos que avaliaram estes resultados são limitados por preconceitos na conceção e/ou poder estatístico inadequado.

### 8.2.4 Mycobacteria naive
A eficácia da imunização com BCG na proteção contra a tuberculose subsequente em recém-nascidos e bebés foi avaliada em quatro ensaios prospectivos (ARONSON, 1948; FERGUSON e SIMES, 1949; ROSENTHAL *et al.*, 1961; Levine e Sackett, 1948).

### 8.2.5 Micobactérias sensibilizadas
Muitos estudos não conseguiram demonstrar a eficácia protetora da administração da vacina BCG a indivíduos com mais de um ano de idade que podem já ter sido sensibilizados para as micobactérias. Tem-se postulado que estes indivíduos têm provavelmente algum grau de imunidade micobacteriana pré-existente, como resultado de uma exposição anterior ao M. tuberculosis (em regiões onde a tuberculose é endémica) ou a micobactérias não tuberculosas (na maior parte das regiões do mundo). Por conseguinte, a imunização com BCG neste grupo pode não proporcionar uma melhoria significativa ou mensurável da imunidade natural pré-existente à infeção por M. tuberculosis.

Os dados notáveis relativos a indivíduos sensibilizados a micobactérias podem ser resumidos da seguinte forma:

Um ensaio no sul da Índia iniciado em 1980 é frequentemente citado para demonstrar que o BCG não é eficaz. Este grande ensaio aleatório controlado foi concebido para investigar a eficácia do BCG contra a tuberculose (Baily, 1980; Tripathy, 1986). Os objectivos deste ensaio eram dois: (1) comparar a eficácia de diferentes estirpes e doses de BCG e (2) avaliar a eficácia do BCG em indivíduos com e sem tuberculose latente prévia (determinada por testes cutâneos de tuberculina de base).

Um ensaio de vacinação BCG efectuado entre 1935 e 1938 entre os nativos americanos foi o estudo com o período de acompanhamento mais longo de todos os ensaios da vacina BCG relatados até à data (ARONSON, 1948 ). Este ensaio foi um estudo aleatório, controlado por placebo, de 3287 indivíduos com idades compreendidas entre os recém-nascidos e os 20 anos (28% ≤ 5 anos), com rastreio tuberculínico de base para excluir os que tinham sido previamente expostos a micobactérias.

A avaliação dos receptores da vacina 11 anos após a administração da vacina demonstrou uma redução de 75% na tuberculose diagnosticada radiograficamente; a avaliação aos 20 anos demonstrou uma redução de 82% na mortalidade global devida à tuberculose. A eficácia protetora do BCG contra a doença ativa devida à tuberculose foi de 70%. Resultados semelhantes foram descritos num ensaio iniciado na década de 1950 que envolveu mais de 25.000 estudantes adolescentes britânicos (com rastreio inicial da tuberculina para excluir os que tinham tido exposição prévia a micobactérias) (Hart, 1977 ). O seguimento aos 15 anos demonstrou uma eficácia da vacina de 76% contra a tuberculose ativa.

### 8.2.6 Infeção latente

A maioria dos estudos avaliou a eficácia do BCG na proteção contra a tuberculose ativa (e não latente). A infeção latente não é geralmente utilizada como um parâmetro de eficácia, uma vez que a presença de infeção latente é avaliada pelo teste cutâneo da tuberculina (cuja utilidade é limitada, uma vez que o próprio BCG pode, por vezes, induzir um teste tuberculínico positivo). No entanto, os ensaios de libertação de interferão gama (IGRA) podem revelar-se instrumentos úteis para avaliar a eficácia do BCG na prevenção da infeção latente. Isto foi ilustrado num estudo turco em que 979 crianças com exposição a tuberculose pulmonar foram avaliadas quanto à infeção latente por TB utilizando um ensaio de imunospot ligado a enzimas com base em células T (ELISpot) (Soysal *et al.*, 2005). A vacinação BCG protegeu contra a infeção latente por tuberculose (odds ratio 0,60; IC 95% 0,43-0,83). São necessários mais estudos prospectivos noutras populações para confirmar este resultado.

### 8.2.7 Áreas de incerteza

A eficácia da vacinação BCG não foi estudada no contexto da tuberculose resistente aos medicamentos, embora não se espere que a suscetibilidade aos antibióticos influencie a eficácia da BCG. Não existem dados prospectivos definitivos sobre a eficácia do BCG para os profissionais de saúde ou viajantes (Marsh *et al.*, 1997; Waddell *et al.*, 2001).

## 8.3 ADMINISTRAÇÃO

Não existe consenso entre os especialistas quanto ao facto de uma estirpe de BCG ser preferível ou superior para utilização na formulação de uma vacina BCG. Foram utilizadas numerosas estirpes de BCG para produzir a vacina BCG e nenhuma delas é comprovadamente superior em termos de eficácia ou imunogenicidade. Nos Estados Unidos, dois fabricantes estão autorizados a distribuir BCG: Organon Teknika (Tice®) e Sanofi Pasteur (Mycobax®, estirpe Connaught).

Não há provas de que a vacinação repetida com BCG seja mais eficaz do que a administração única para a prevenção da tuberculose (Rodrigues *et al.*, 2005). Pelo contrário, a resposta imunitária do hospedeiro induzida pela dose inicial de BCG pode impedir a replicação de organismos administrados numa dose subsequente da vacina (Brandt *et al.*, 2002).

### 8.3.1 Dose

A dose padrão da vacina BCG é de 0,1 mg em 1 ml. Outras vacinas infantis podem ser administradas simultaneamente com a BCG. A BCG pode ser administrada por via intradérmica (ID) ou por punção percutânea múltipla (MP) utilizando um dispositivo com vários dentes. A OMS prefere a administração intradérmica, embora a administração percutânea seja uma alternativa aceitável (Hawkridge *et al.*, 2008). Embora a administração intradérmica pareça resultar numa maior imunogenicidade in vitro, conversão de testes cutâneos e cicatrizes do que a administração percutânea (Kemp *et al.*, 1996), a eficácia clínica destas vias parece ser comparável (Hawkridge *et al.*, 2008). Isto foi ilustrado num estudo de 11.680 recém-nascidos na África do Sul, aleatoriamente selecionados para receber BCG intradérmico ou percutâneo; a taxa de tuberculose foi equivalente entre os grupos nos primeiros dois anos de vida (Hawkridge *et al.*, 2008). A conversão do teste cutâneo de tuberculina não deve ser utilizada como indicador da eficácia da vacina BCG entre os receptores da vacina (Leung *et al.*, 2001).

### 8.3.2 Segurança e efeitos adversos

São frequentes as reacções cutâneas localizadas após a vacinação com BCG. Os efeitos adversos mais graves incluem osteíte, osteomielite e infeção disseminada. Os factores potenciais que afectam a taxa de reacções adversas incluem a dose de BCG, a estirpe da vacina e o método de administração da vacina. Cerca de 95 por cento dos receptores de BCG apresentam uma reação local no local da inoculação, caracterizada pela formação de uma pústula vermelho-azulada acompanhada de dor, inchaço e eritema no prazo de duas a 48 semanas após a vacinação. A ulceração com drenagem ocorre no local da vacina em cerca de 70 por cento dos casos e cerca de 75 por cento dos vacinados apresentam mialgias. Após cerca de seis semanas, a pústula ulcera, formando uma lesão com cerca de 5 mm de diâmetro. As lesões geralmente cicatrizam em três meses, com cicatrizes residuais permanentes no local da punção. As manifestações menos comuns incluem abcesso e linfadenite regional (1 a 2 por cento). Estas podem ser acompanhadas por trajectos sinusais de drenagem ou fístulas; o risco para os recém-nascidos é mais elevado do que para as crianças mais velhas (Turnbull *et al.*, 2002; Kroger *et al.*, 1995).

A gestão das reacções locais consiste no tratamento cuidadoso das feridas. Uma vez que os organismos viáveis podem ser recuperados da drenagem da úlcera, os locais de vacinação devem ser cobertos para reduzir a transmissão da estirpe da vacina (Brewer *et al.*, 1994). Raramente, a formação de abcessos ou fístulas pode exigir drenagem cirúrgica. No contexto da linfadenite supurativa, alguns favorecem a terapia antimicobacteriana, embora a terapia antimicrobiana não tenha demonstrado ser benéfica em meta-análises (Grange, 1998; Cuello-Garcia *et al.*, 2013). As lesões não supurativas são melhor tratadas apenas com observação (Caglayan *et al.*, 1987; Goraya e Virdi, 2001).

## 8.4 Osteíte e osteomielite

A osteíte e a osteomielite por BCG são raras; estas entidades podem ocorrer como resultado da disseminação direta a partir do local de administração; menos frequentemente, podem também ocorrer como resultado da disseminação. A osteíte que afecta as epífises dos ossos longos (particularmente da perna) pode ocorrer 4 a 24 meses após a vacinação. Foi registada em 0,01 por milhão de vacinados no Japão (técnica de punção múltipla) e em 30 por milhão na Finlândia (técnica intradérmica) (Kroger *et al.*, 1995).

O tratamento da osteomielite consiste geralmente na evacuação cirúrgica e na administração de isoniazida e rifampicina durante 6 a 12 meses (Segal *et al.*, 2006) (o BCG é resistente à pirazinamida e, ao contrário do tratamento da infeção por M. bovis, o etambutol não é geralmente necessário).

## 8.5 Doença disseminada

A doença disseminada após a vacinação BCG ocorre mais frequentemente no contexto de imunossupressão. As populações em risco de disseminação incluem indivíduos com infeção por VIH ou outra imunodeficiência e indivíduos que receberam BCG intravesical para o cancro da bexiga (von Reyn, 2006). O risco de disseminação do BCG em bebés infectados pelo VIH varia entre 403 e 1300 por cada 100 000 doses administradas. A mortalidade entre as crianças infectadas pelo VIH com BCG disseminado é de cerca de 75 por cento (Talbot *et al.*, 1997; Hesseling *et al.*, 2008; Hesseling *et al.*, 2006). Na era pré-VIH, a taxa de BCG disseminada situava-se entre 0,19 e 1,56 por milhão de vacinados (Talbot *et al.*, 1997).

Embora a maioria dos casos de BCG disseminado tenha sido notificada nas semanas e meses que se seguiram à imunização infantil, os relatos de casos sugerem que a reativação pode ocorrer anos mais tarde no contexto da imunossupressão (Talbot *et al.*, 1997 ). Os doentes com doença disseminada devem ser tratados com INH e rifampicina durante, pelo menos, vários meses. No contexto da imunossupressão, a adição de etionamida pode ser benéfica. Isto foi ilustrado numa pequena série de crianças infectadas pelo VIH com complicações induzidas pelo BCG, às quais foi administrado tratamento com INH, rifampicina e etionamida (Nuttall *et al.*, 2008).

## 8.6 Infeção pelo VIH

A segurança da administração de BCG em indivíduos infectados pelo VIH é uma preocupação importante, uma vez que se trata de uma vacina viva. Os efeitos adversos devidos à vacinação BCG podem ser mais frequentes em pessoas com infeção sintomática pelo VIH do que em pessoas com infeção assintomática pelo VIH ou que não estão infectadas pelo VIH (Ninane *et al.*, 1988; Centers for Disease Control (CDC). Infeção disseminada por Mycobacterium bovis resultante da vacinação BCG de um doente com síndrome de imunodeficiência adquirida, 1985; Lumb e Shaw, 1992; Pentel e O'Connell, 1989; Wells *et al.*, 1990 ). Foram descritos casos de linfadenite relacionada com o BCG, ulceração local e doença BCG disseminada (que pode ocorrer vários anos após a vacinação BCG) (em doentes infectados pelo VIH). Num estudo retrospetivo de 352 crianças infectadas pelo VIH que começaram a receber terapia antirretroviral, foram observadas complicações clinicamente significativas da imunização com BCG em 6% dos casos (Nuttall *et al.*, 2008 ). Em alguns casos, estas reacções pareceram dever-se à síndrome inflamatória da reconstituição imunitária (Puthanakit *et al.*, 2005 ).

## 8.7 Interpretação do teste tuberculínico

A maioria dos indivíduos que receberam a vacina BCG tem uma reação tuberculínica de 3 a 19 mm de tamanho dois a três meses após a vacinação. A reação diminui com o tempo; mais de 10 anos após a vacinação, é geralmente <10 mm. No entanto, com testes tuberculínicos repetidos, essas reacções podem ser aumentadas para >10 mm, como se refere a seguir.

A vacinação BCG na infância não é uma causa importante de resultados positivos no teste cutâneo da tuberculina na idade adulta; num estudo que incluiu 5952 indivíduos com história de BCG que foram submetidos ao teste cutâneo da tuberculina 10 a 25 anos mais tarde, apenas 8% tiveram resultados positivos (Menzies e Vissandjee, 1992 ). Por conseguinte, a vacinação anterior com BCG NÃO deve influenciar as decisões relativas ao teste cutâneo da tuberculina ou a interpretação dos resultados em indivíduos vacinados há mais de 10 anos. Isto é especialmente importante, uma vez que a maioria dos indivíduos que recebem a vacina BCG provém de países onde a incidência de tuberculose é elevada. O teste com um ensaio de libertação de interferão-gama permite distinguir entre reacções tuberculínicas positivas devidas ao BCG e à tuberculose.

No contexto de testes tuberculínicos em série, a vacinação prévia com BCG pode estar associada a um fenómeno de reforço. O fenómeno de reforço é definido como um teste tuberculínico inicialmente negativo (num doente cuja reatividade anterior ao teste tuberculínico diminuiu ao longo do tempo), que é depois reforçado para um teste positivo pelo próprio procedimento do teste cutâneo. Se estiver planeada a repetição da prova tuberculínica (como o rastreio anual dos profissionais de saúde), deve ser realizada uma prova inicial em duas fases para distinguir a conversão tuberculínica do reforço.

## 8.8 GRUPOS A CONSIDERAR PARA A VACINAÇÃO

A abordagem da política de vacinação BCG depende da prevalência regional da TB e é variável em todo o mundo. Nos países onde a prevalência da TB é moderada a elevada, a vacinação neonatal é recomendada pela Organização Mundial de Saúde (OMS) e é administrada por rotina. Em algumas circunstâncias, a BCG é também administrada aos profissionais de saúde e aos contactos próximos de doentes com tuberculose (particularmente TB MR) com testes de tuberculina negativos. Em alguns países, a BCG é administrada a crianças logo após o nascimento, com subsequentes inoculações de reforço, embora não haja benefícios comprovados para esta estratégia, mesmo para os receptores da vacina BCG que permanecem negativos em testes tuberculínicos posteriores.

Em países com uma baixa incidência de TB, a vacinação universal com BCG não é recomendada ou necessária. Por exemplo, a vacinação de rotina com BCG nunca foi implementada nos EUA; em vez disso, as medidas de controlo da TB têm-se centrado na deteção e tratamento da tuberculose latente. A vacinação universal com BCG foi utilizada para todas as crianças em idade escolar aos 13 anos e para todos os recém-nascidos em grupos de alto risco no Reino Unido entre 1953 e 2005. No entanto, a vacinação BCG de rotina foi descontinuada em 2005 devido à diminuição da incidência da TB.

A OMS não recomenda a utilização da vacina BCG nos países que satisfazem os seguintes critérios (OMS, 2004):

> Taxa média anual de tuberculose pulmonar com baciloscopia positiva inferior a 5 por
  100 000
> Taxa média anual de meningite tuberculosa em crianças com menos de cinco anos inferior
  a 1 por 10 milhões de habitantes
> Risco médio anual de infeção por tuberculose inferior a 0,1 por cento

## 8.8.1 Crianças em todo o mundo

Os recém-nascidos e os lactentes são o grupo demográfico com maior benefício potencial da
vacinação BCG, e esta intervenção tem sido adoptada para a prevenção da tuberculose em todo o
mundo. A vacinação BCG é adequada para bebés e crianças ≤ 5 anos com elevado risco de
exposição a indivíduos com tuberculose pulmonar ativa. A vacina BCG deve ser administrada a
recém-nascidos saudáveis logo que possível após o nascimento. Além disso, a imunização de
crianças em idade escolar (dos 7 aos 14 anos) não vacinadas com BCG e não previamente
vacinadas demonstrou conferir proteção parcial contra a TB (Pereira *et al.*, 2012 ).

As práticas de imunização com BCG variam consoante a região e a prevalência da tuberculose
(Criteria for discontinuation of vaccination programmes using Bacille Calmette-Guerin (BCG) in
countries with a low prevalence of tuberculosis. A statement of the International Union Against
Tuberculosis and Lung Disease, 1994). Em países com elevada prevalência de TB, a imunização
infantil com BCG deve ser administrada por rotina. Para países com taxas de tuberculose
intermédias a baixas (<5/100.000 casos positivos de baciloscopia por ano), a imunização selectiva
com BCG infantil para crianças com risco particular de exposição à TB é apropriada (Hersh *et al.*,
2003, Fine, 2005 ). Por exemplo, a imunização com BCG pode ser razoável para crianças com
exposição a infecções resistentes aos medicamentos.

A administração da BCG deve ser feita com precaução em regiões com elevada prevalência de TB
e VIH. Por conseguinte, a vacinação BCG não é adequada para bebés com infeção conhecida pelo
VIH (ou outra imunodeficiência), nem para bebés com sintomas consistentes com a infeção pelo
VIH na ausência de confirmação laboratorial da infeção real pelo VIH (O'Brien *et al.*, 1995; Muram,
1988; Lallemant-Le *et al.*, 1991; OMS, 2007).

Em contrapartida, a vacina BCG deve ser administrada a bebés assintomáticos nascidos de mães
com estatuto VIH desconhecido em países com elevada prevalência de tuberculose (The role of
BCG vaccine in the prevention and control of tuberculosis in the United States. A joint statement by
the Advisory Council for the Elimination of Tuberculosis and the Advisory Committee on
Immunization Practices, 1996 ; Felten and Leichsenring,1995 ). No entanto, no caso de bebés
assintomáticos com estatuto de VIH desconhecido nascidos de mães que se sabe serem
seropositivas para o VIH, a abordagem ideal para a vacinação BCG é incerta (OMS, 2007 ). Nesses
casos, a abordagem clínica deve basear-se em factores locais, incluindo a prevalência da TB, as
intervenções implementadas para reduzir a transmissão vertical do VIH, as taxas de aleitamento
materno e os recursos clínicos para o diagnóstico do VIH e o acompanhamento pós-vacinação para
avaliar a disseminação do BCG.

Os bebés vacinados com BCG nascidos de mães sabidamente seropositivas devem ser seguidos
clinicamente para avaliar sinais de BCG disseminado. No caso de bebés com exposição a TB
pulmonar com baciloscopia positiva no período neonatal, a vacinação com BCG deve ser adiada
até que tenham sido administrados ao bebé seis meses de terapêutica preventiva com isoniazida
(para que a isoniazida não inactive os organismos vivos da vacina BCG).

## 8.8.2 Países desenvolvidos

Nos Estados Unidos (e noutros países desenvolvidos), a vacinação BCG pode ser considerada em
bebés e crianças ≤ 5 anos nas seguintes circunstâncias: a criança está continuamente exposta a
um doente não tratado ou ineficazmente tratado que tem tuberculose pulmonar infecciosa, e não é
possível separar-se do doente infecioso nem recorrer a uma terapia preventiva primária a longo
prazo. A criança está continuamente exposta a um doente com tuberculose pulmonar infecciosa

causada por estirpes de M. tuberculosis resistentes à isoniazida e à rifampicina e não é possível separar-se do doente infecioso.

### 8.8.3 Exposição à TB-MDR

A eficácia da vacinação BCG para os profissionais de saúde, viajantes e indivíduos da comunidade
com exposição à tuberculose resistente aos medicamentos é incerta. No entanto, dado o risco
potencialmente significativo
de insucesso do tratamento da TB-MDR, juntamente com a taxa relativamente baixa de complicações relacionadas com a vacinação BCG em indivíduos imunocompetentes, há quem defenda a administração da vacinação BCG a indivíduos não vacinados e tuberculino-negativos expostos a TB multirresistente (OMS, 2007). São necessários mais estudos para conciliar a eficácia protetora da vacinação BCG no contexto da exposição à TB multirresistente entre crianças mais velhas e adultos.

### 8.8.4 Trabalhadores do sector da saúde

A eficácia protetora da vacinação BCG nos profissionais de saúde não é certa (Brewer e Colditz, 1995). Em ambientes com baixo risco de transmissão de M. tuberculosis, não se justifica a vacinação BCG para os profissionais de saúde (Brewer e Colditz, 1995). Em regiões com elevado risco de transmissão de TB, deve ser enfatizada a adesão cuidadosa às práticas de controlo da infeção por TB. Apesar dos dados que demonstram a eficácia limitada do BCG em adultos, a vacinação com BCG pode ser considerada apropriada para os profissionais de saúde de países de baixo risco que cuidam de doentes ou refugiados em países endémicos de tuberculose (Brewer *et al.*, 2001; Cobelens *et al.*, 2000).

No contexto de um risco substancial de exposição a estirpes de TB-MDR, a vacinação com BCG para os profissionais de saúde deve ser considerada numa base individual (OMS, 2007). Nessas circunstâncias, deve ser oferecido aconselhamento sobre os dados variáveis relativos à eficácia da vacinação com BCG, incluindo a discussão dos riscos e benefícios associados à vacinação com BCG e a potencial interferência da vacinação com BCG no diagnóstico da infeção por M. tuberculosis recentemente adquirida.

## 8.9 GRUPOS QUE NÃO DEVEM VACINAR

### 8.9.1 Pacientes imunocomprometidos

A segurança da administração de BCG em indivíduos imunocomprometidos é uma preocupação importante, uma vez que se trata de uma vacina viva. A vacina BCG não deve ser administrada a indivíduos com comprometimento imunitário devido a infeção por VIH, imunodeficiência congénita, malignidade ou medicamentos imunossupressores. Os adultos com infeção por VIH e os indivíduos com infeção por VIH em áreas de baixa prevalência de TB NÃO devem receber a vacina BCG (OMS, 2004). O papel da vacinação BCG para crianças seropositivas para o VIH em áreas com TB endémica é discutido na secção anterior.

### 8.9.2 Mulheres grávidas

Embora a vacina BCG não tenha sido associada a efeitos fetais nocivos, não deve ser administrada durante a gravidez, uma vez que se trata de uma vacina viva (The role of BCG vaccine in the prevention and control of tuberculosis in the United States. A joint statement by the Advisory Council for the Elimination of Tuberculosis and the Advisory Committee on Immunization Practices, 1996).

### Bibliografia

von Reyn CF, Vuola JM. New vaccines for the prevention of tuberculosis (Novas vacinas para a prevenção da tuberculose). Clin Infect Dis 2002; 35:465.

Hoft DF. Desenvolvimento da vacina contra a tuberculose: objectivos, conceção imunológica e avaliação. Lancet 2008; 372:164.

Fine, PE, Carneiro, IA, Milstien, JB, Clements, CJ. Issues relating to the use of BCG in immunization programs: a discussion document. Genebra, Suíça: Departamento de Vacinas e Produtos Biológicos, Organização Mundial de Saúde, 1999:1-45.

Edwards LB, Palmer CE. Biologia das micobacterioses. Identificação dos tuberculosos infectados por testes cutâneos. Ann N Y Acad Sci 1968; 154:140.

Fine PE. Variação na proteção pelo BCG: implicações de e para a imunidade heteróloga. Lancet 1995; 346:1339.

Flahiff, EW. A ocorrência de tuberculose em pessoas que não reagiram à tuberculina e em pessoas com reacções positivas à tuberculina. Am Jour Hyg 1939; 30:69.

Bjartveit K. Olaf Scheel e Johannes Heimbeck: a sua contribuição para a compreensão da patogénese e prevenção da tuberculose. Int J Tuberc Lung Dis 2003; 7:306.

HEIMBECK J. Vacinação de enfermeiras com BCG. Tuberculose 1948; 29:84.

Verver S, Warren RM, Beyers N, et al. A taxa de reinfeção da tuberculose após um tratamento bem sucedido é superior à taxa de nova tuberculose. Am J Respir Crit Care Med 2005; 171:1430.

von Reyn CF, Horsburgh CR. Reinfeção com Mycobacterium tuberculosis. Am J Respir Crit Care Med 2006; 173:133.

Aronson NE, Santosham M, Comstock GW, et al. Eficácia a longo prazo da vacina BCG nos índios americanos e nos nativos do Alasca: Um estudo de acompanhamento de 60 anos. JAMA 2004; 291:2086.

Wilson ME, Fineberg HV, Colditz GA. Geographic latitude and the efficacy of bacillus Calmette-Guerin vaccine. Clin Infect Dis 1995; 20:982.

Black GF, Weir RE, Floyd S, et al. BCG-induced increase in interferon-gamma response to mycobacterial antigens and efficacy of BCG vaccination in Malawi and the UK: two randomised controlled studies. Lancet 2002; 359:1393.

Behr MA, Small PM. Terá o BCG atenuado a impotência? Nature 1997; 389:133.

Colditz GA, Brewer TF, Berkey CS, et al. Eficácia da vacina BCG na prevenção da tuberculose. Meta-análise da literatura publicada. JAMA 1994; 271:698.

Clemens JD, Chuong JJ, Feinstein AR. The BCG controversy. Uma reavaliação metodológica e estatística. JAMA 1983; 249:2362.

Colditz GA, Berkey CS, Mosteller F, et al. The efficacy of bacillus Calmette-Guerin vaccination of newborns and infants in the prevention of tuberculosis: meta-analyses of the published literature. Pediatrics 1995; 96:29.

Rodrigues LC, Diwan VK, Wheeler JG. Efeito protetor do BCG contra a meningite tuberculosa e a tuberculose miliar: uma meta-análise. Int J Epidemiol 1993; 22:1154.

ARONSON JD. Vacinação protetora contra a tuberculose, com especial referência à vacinação BCG. Am Rev Tuberc 1948; 58:255.

FERGUSON RG, SIMES AB. Vacinação BCG de bebés indianos em Saskatchewan. Tuberculose

1949; 30:5.

ROSENTHAL SR, LOEWINSOHN E, GRAHAM ML, et al. Vacinação BCG em agregados familiares com tuberculose. Am Rev Respir Dis 1961; 84:690.

ROSENTHAL SR, GRAHAM ML, LIVERIGHT D, et al. Vacinação BCG contra a tuberculose em Chicago. Um estudo de vinte anos analisado estatisticamente. Pediatria 1961; 28:622.

Levine, MI, Sackett, MF. Resultados da imunização com BCG na cidade de Nova Iorque. Am Rev Tuberc 1948; 53:517.

Baily GV. Tuberculosis prevention Trial, Madras. Indian J Med Res 1980; 72 Suppl:1.

Tripathy, SP. Quinze anos de acompanhamento do ensaio indiano de prevenção do BCG. In: União Internacional contra a Tuberculose. Singapura: Serviços profissionais de pós-graduação KK, 1986.

Hart PD, Sutherland I. BCG and vole bacillus vaccines in the prevention of tuberculosis in adolescence and early adult life. Br Med J 1977; 2:293.

Soysal A, Millington KA, Bakir M, et al. Effect of BCG vaccination on risk of Mycobacterium tuberculosis infection in children with household tuberculosis contact: a prospective community-based study. Lancet 2005; 366:1443.

Marsh BJ, von Reyn CF, Edwards J, et al. The risks and benefits of childhood bacille Calmette-Guerin immunization among adults with AIDS. Grupos internacionais de estudo MAC. AIDS 1997; 11:669.

Waddell RD, Lishimpi K, von Reyn CF, et al. Bacteremia devida a Mycobacterium tuberculosis ou M. bovis, Bacille Calmette-Guerin (BCG) entre crianças e adultos seropositivos na Zâmbia. AIDS 2001; 15:55.

Ensaio aleatório controlado de BCG simples, BCG repetido ou vacina combinada BCG e Mycobacterium leprae morta para a prevenção da lepra e da tuberculose no Malavi. Grupo do Ensaio de Prevenção de Karonga. Lancet 1996; 348:17.

Rodrigues LC, Pereira SM, Cunha SS, et al. Effect of BCG revaccination on incidence of tuberculosis in school-aged children in Brazil: the BCG-REVAC cluster-randomised trial. Lancet 2005; 366:1290.

Brandt L, Feino Cunha J, Weinreich Olsen A, et al. Failure of the Mycobacterium bovis BCG vaccine: some species of environmental mycobacteria block multiplication of BCG and induction of protective immunity to tuberculosis. Infect Immun 2002; 70:672.

Hawkridge A, Hatherill M, Little F, et al. Efficacy of percutaneous versus intradermal BCG in the prevention of tuberculosis in South African infants: randomised trial [Eficácia do BCG percutâneo versus intradérmico na prevenção da tuberculose em bebés sul-africanos: ensaio aleatório]. BMJ 2008; 337:a2052.

Kemp EB, Belshe RB, Hoft DF. Immune responses stimulated by percutaneous and intradermal bacille Calmette-Guerin. J Infect Dis 1996; 174:113.

Leung CC, Tam CM, Chan SL, et al. Eficácia do programa de revacinação BCG numa coorte que recebeu a vacina BCG à nascença em Hong Kong. Int J Tuberc Lung Dis 2001; 5:717.

Turnbull FM, McIntyre PB, Achat HM, et al. Estudo nacional de reacções adversas após vacinação com bacille Calmette-Guerin. Clin Infect Dis 2002; 34:447.

Kroger L, Korppi M, Brander E, et al. Osteíte causada pela vacinação com bacille Calmette-Guerin:

uma análise retrospetiva de 222 casos. J Infect Dis 1995; 172:574.

Brewer MA, Edwards KM, Palmer PS, Hinson HP. Imunização com Bacille Calmette-Guerin em adultos normais e saudáveis. J Infect Dis 1994; 170:476.

Caglayan S, Yegin O, Kayran K, et al. A terapia médica é eficaz para a linfadenite regional após a vacinação BCG? Am J Dis Child 1987; 141:1213.

Goraya JS, Virdi VS. Tratamento da adenite por bacilo de Calmette-Guerin: uma meta-análise. Pediatr Infect Dis J 2001; 20:632.

Grange JM. Complicações da vacinação e imunoterapia com bacille Calmette-Guerin (BCG) e seu tratamento. Commun Dis Public Health 1998; 1:84.

Cuello-Garcia CA, Perez-Gaxiola G, Jimenez Gutierrez C. Tratamento da doença induzida por BCG em crianças. Cochrane Database Syst Rev 2013; 1:CD008300.

Segal S, Pollard AJ, Watts C, et al. Osteomielite do úmero complicando a vacinação BCG. Arch Dis Child 2006; 91:244.

von Reyn CF. Imunização infantil de rotina com Bacille Calmette Guerin e infeção por VIH. Clin Infect Dis 2006; 42:559.

Talbot EA, Perkins MD, Silva SF, Frothingham R. Doença disseminada por bacilo Calmette-Guerin após vacinação: relato de caso e revisão. Clin Infect Dis 1997; 24:1139.

Hesseling AC, Cotton MF, Fordham von Reyn C, et al. Declaração de consenso sobre as recomendações revistas da Organização Mundial de Saúde para a vacinação BCG em bebés infectados pelo VIH. Int J Tuberc Lung Dis 2008; 12:1376.

Hesseling AC, Rabie H, Marais BJ, et al. Doença induzida pela vacina Bacille Calmette-Guerin em crianças infectadas e não infectadas pelo VIH. Clin Infect Dis 2006; 42:548.

Nuttall JJ, Davies MA, Hussey GD, Eley BS. Complicações induzidas pela vacina contra o Bacillus Calmette-Guerin (BCG) em crianças tratadas com terapia antirretroviral altamente ativa. Int J Infect Dis 2008; 12:e99.

Ninane J, Grymonprez A, Burtonboy G, et al. BCG disseminado na infeção pelo VIH. Arch Dis Child 1988; 63:1268.

Centros de Controlo de Doenças (CDC). Infeção disseminada por Mycobacterium bovis a partir da vacinação BCG de um paciente com síndrome de imunodeficiência adquirida. MMWR Morb Mortal Wkly Rep 1985; 34:227.

Lumb R, Shaw D. Vacinação contra Mycobacterium bovis (BCG). Doença progressiva num doente infetado de forma assintomática com o vírus da imunodeficiência humana. Med J Aust 1992; 156:286.

Pentel P, O'Connell MB. O efeito pressor da fenilpropanolamina. JAMA 1989; 262:2386.

Wells CL, Jechorek RP, Twiggs LB, Brooker DC. Recovery of viable bacteria from pelvic lymph nodes of patients with gynecologic tumors (Recuperação de bactérias viáveis de gânglios linfáticos pélvicos de pacientes com tumores ginecológicos). J Infect Dis 1990; 162:1216.

Puthanakit T, Oberdorfer P, Punjaisee S, et al. Síndrome de reconstituição imunitária devido ao bacilo Calmette-Guerin após o início da terapia antirretroviral em crianças com infeção por VIH. Clin Infect Dis 2005; 41:1049.

Menzies R, Vissandjee B. Effect of bacille Calmette-Guerin vaccination on tuberculin reactivity. Am Rev Respir Dis 1992; 145:621.

Registo Epidemiológico Semanal da OMS 23 de janeiro de 2004; 79:27. file://www.who.int/wer.

Pereira SM, Barreto ML, Pilger D, et al. Eficácia e custo-efetividade da primeira vacinação BCG contra a tuberculose em crianças em idade escolar sem teste tuberculínico prévio (ensaio BCG-REVAC): um ensaio aleatório por clusters. Lancet Infect Dis 2012; 12:300.

Critérios para a interrupção dos programas de vacinação com Bacille Calmette-Guerin (BCG) em países com baixa prevalência de tuberculose. Uma declaração da União Internacional contra a Tuberculose e a Doença Pulmonar. Tuber Lung Dis 1994; 75:179.

Hersh AL, Tala-Heikkila M, Tala E, et al. A cost-effectiveness analysis of universal versus selective immunization with Mycobacterium bovis bacille Calmette-Guerin in Finland. Int J Tuberc Lung Dis 2003; 7:22.

Fine P. Interromper a vacinação de rotina contra a tuberculose nas escolas. BMJ 2005; 331:647.

O'Brien KL, Ruff AJ, Louis MA, et al. Complicações do Bacillus Calmette-Guerin em crianças nascidas de mulheres infectadas pelo VIH-1 com uma revisão da literatura. Pediatrics 1995; 95:414.

Muram D. Adesões labiais em crianças vítimas de abuso sexual. JAMA 1988; 259:352.

Lallemant-Le Coeur S, Lallemant M, Cheynier D, et al. Bacillus Calmette-Guerin immunization in infants born to HIV-1-seropositive mothers. AIDS 1991; 5:195.

Registo Epidemiológico Semanal da OMS, 25 de maio de 2007; 82:181. Disponível em: file://www.who.int/wer.

O papel da vacina BCG na prevenção e controlo da tuberculose nos Estados Unidos. Uma declaração conjunta do Conselho Consultivo para a Eliminação da Tuberculose e do Comité Consultivo para as Práticas de Imunização. MMWR Recomm Rep 1996; 45:1.

Felten MK, Leichsenring M. Use of BCG in high prevalence areas for HIV. Trop Med Parasitol 1995; 46:69.

Brewer TF, Colditz GA. Bacille Calmette-Guerin vaccination for the prevention of tuberculosis in health care workers. Clin Infect Dis 1995; 20:136.

Brewer TF, Heymann SJ, Krumplitsch SM, et al. Strategies to decrease tuberculosis in us homeless populations: a computer simulation model. JAMA 2001; 286:834.

Cobelens FG, van Deutekom H, Draayer-Jansen IW, et al. Risk of infection with Mycobacterium tuberculosis in travellers to areas of high tuberculosis endemicity. Lancet 2000; 356:461.


*Escrito por: Dr. Iddah M. Ali*

# CAPÍTULO NOVE

# Transmissão e controlo da tuberculose

## 9.1 INTRODUÇÃO

A transmissão da tuberculose (TB) nos estabelecimentos de saúde é um importante problema de saúde pública. Os factores que contribuem para a transmissão da TB nosocomial incluem a deterioração das infra-estruturas de saúde pública, a epidemia do vírus da imunodeficiência humana (VIH) e medidas inadequadas de controlo da infeção nas unidades de saúde. Medidas cuidadosas de controlo da infeção podem reduzir a transmissão da TB associada aos cuidados de saúde, e a melhoria dos programas de controlo da TB na saúde pública reduziu a incidência da TB na comunidade como um todo (Jensen *et al.*, 2005 ).

Neste capítulo, serão analisadas as questões relacionadas com o controlo da transmissão da TB.

## 9.2 TRANSMISSÃO TB

A transmissão da tuberculose (TB) de pessoa para pessoa ocorre através da inalação de núcleos de gotículas (partículas transportadas pelo ar com 1 a 5 microns de diâmetro). A tosse e o canto facilitam a formação de núcleos de gotículas (Sepkowitz, 1996; Loudon *et al.*, 1969; Loudon e Roberts, 1967; Loudon e Roberts, 1968; BATES *et al.*, 1965). Os indivíduos com doença pulmonar ou laríngea ativa não tratada são contagiosos, particularmente quando existe doença cavitária ou quando a expetoração é AFB positiva. Os doentes com tuberculose pulmonar com baciloscopia negativa e cultura positiva também podem transmitir a infeção; entre 844 casos secundários de tuberculose nos Países Baixos entre 1996 e 2004, 13% foram atribuídos à transmissão a partir de doentes índice com baciloscopia negativa (Tostmann *et al.*, 2008). A cultura de aerossóis da tosse para M. tuberculosis também pode ser útil para prever a transmissão (Jones-Lopez *et al.*, 2013).

Os procedimentos que podem resultar na dispersão de núcleos de gotículas têm sido associados a um risco acrescido de transmissão de TB. Estes incluem a entubação endotraqueal, a broncoscopia, a indução de expetoração, os tratamentos com aerossóis (por exemplo, pentamidina), a irrigação de um abcesso tuberculoso e a autópsia (Jensen *et al.*, 2005). A tuberculose extrapulmonar isolada não é contagiosa, embora esses doentes exijam uma avaliação cuidadosa da TB pulmonar ou laríngea, uma vez que os doentes com doença extrapulmonar e doença pulmonar são contagiosos. Deve presumir-se que os doentes imunocomprometidos com tuberculose extrapulmonar têm tuberculose pulmonar até prova em contrário com amostras de expetoração negativas, mesmo que a radiografia torácica seja normal.

## 9.3 CONTROLO DA INFECÇÃO POR TUBERCULOSE

Os programas de controlo da infeção hospitalar são fundamentais para limitar a transmissão nosocomial da tuberculose (TB). As medidas de controlo importantes para um programa de controlo bem sucedido incluem a designação de responsáveis pelo controlo da infeção por TB e a existência de um plano escrito de controlo da infeção por TB (Jensen *et al.*, 2005). Deve ser afixada sinalização aconselhando a higiene respiratória e a etiqueta da tosse, e os esforços de controlo da infeção devem ser coordenados com o departamento de saúde local ou estatal. Os profissionais de saúde devem ser informados sobre os sintomas, a transmissão e a prevenção da TB. Devem também receber formação sobre a utilização eficaz de respiradores de proteção pessoal e submeter-se a um rastreio anual da TB.

### 9.3.1 Gestão de consultas externas e de urgências

É frequente os doentes com TB ativa apresentarem-se inicialmente em locais de cuidados ambulatórios ou em serviços de urgência. Os doentes que possam ter TB ativa têm de ser identificados e avaliados prontamente para minimizar a exposição de outras pessoas.

Durante a avaliação em ambulatório e nas urgências, os doentes com TB conhecida ou suspeita devem ser colocados numa sala de isolamento de infecções transmitidas pelo ar (AII; anteriormente designadas salas de isolamento de pressão negativa [NPIR]), se possível. Se não estiver disponível um AII, o doente deve ser colocado numa área fechada e deve usar uma máscara cirúrgica (não uma máscara N95; as máscaras cirúrgicas são concebidas para impedir que as secreções respiratórias da pessoa que usa a máscara entrem no ambiente) ( Dharmadhikari *et al.*, 2012). O contacto com doentes imunocomprometidos deve ser evitado. O paciente deve ser instruído a cobrir a boca e o nariz com lenços de papel quando espirrar ou tossir. Se for utilizada uma área que não seja um quarto AII, não deve ser utilizada novamente durante uma hora após o doente ter saído.

### 9.3.2 Gestão de internamento

Deve ser efectuada uma avaliação do risco de tuberculose para identificar os doentes com tuberculose. Os doentes com factores de risco relevantes devem ser colocados em quartos de isolamento de infecções transmitidas pelo ar (AII). Se forem necessários procedimentos fora do quarto de isolamento, os doentes devem usar máscaras cirúrgicas. As pessoas que entram no quarto de um doente com TB conhecida ou suspeita devem usar uma máscara N95. A avaliação laboratorial da TB pulmonar deve ser efectuada com amostras de expetoração para esfregaço ácido-resistente e cultura de micobactérias. Um doente pode ser transferido para fora de um quarto de isolamento depois de ter sido excluído o diagnóstico de TB ou depois de ter sido estabelecido um diagnóstico de TB e de terem sido cumpridas várias condições, tal como se refere a seguir.

### 9.3.3 Avaliação clínica

A avaliação de rotina do risco de TB deve ser efectuada para a identificação e tratamento precoces dos doentes com TB. Os factores de risco relevantes incluem antecedentes de TB pulmonar, resultado positivo anterior da prova cutânea de tuberculina, estatuto de estrangeiro com imigração recente, falta de habitação, encarceramento recente, imunocomprometimento, perda de peso e achados pertinentes na radiografia torácica (por exemplo, infiltrado apical ou lesão cavitária) (Moran *et al.*, 2009).

### 9.3.4 Quartos de isolamento

Os doentes com factores de risco para TB pulmonar ativa devem ser colocados em quartos de isolamento de infecções transmitidas pelo ar (AII). Os AII utilizam pressão negativa para evitar a fuga de núcleos de gotículas. As portas devem ser mantidas fechadas para manter a pressão negativa e a pressão deve ser verificada diariamente. São necessárias pelo menos seis trocas de ar por hora; são preferíveis doze ou mais trocas de ar por hora e são necessárias para qualquer renovação ou nova construção. O ar deve ser exaurido para o exterior, longe de quaisquer aberturas de entrada; se a recirculação para a ventilação geral for inevitável, devem ser instalados filtros HEPA nas condutas de exaustão (Jensen *et al.*, 2005).

As antecâmaras são úteis para manter a pressão negativa. Se existir uma antecâmara, as pessoas que entram no quarto do doente devem abrir a porta da antecâmara, entrar e depois fechar a porta. Em seguida, a porta do quarto AII deve ser aberta e fechada imediatamente. A porta da antecâmara e a porta do AII não devem estar abertas em simultâneo.


Os doentes devem ser informados sobre o objetivo do quarto de isolamento e devem ser instruídos a tapar o nariz e a boca quando tossem ou espirram, mesmo quando estão no quarto. Os procedimentos devem ser efectuados na sala de AII sempre que possível para minimizar a exposição do doente a outras pessoas no hospital. Se o doente tiver de sair do quarto, deve usar uma máscara cirúrgica (não uma máscara N95; as máscaras cirúrgicas são concebidas para impedir que as secreções respiratórias da pessoa que usa a máscara entrem no ambiente) (Dharmadhikari *et al.*, 2012 ). Todos os indivíduos que entram na sala devem usar uma máscara N95 .

### 9.3.5 Utilização de máscaras

As pessoas que entram no quarto de um doente com TB conhecida ou suspeita devem usar uma máscara N95. As máscaras também têm de ser usadas por indivíduos presentes durante procedimentos para doentes com TB conhecida ou suspeita que induzam tosse ou aerossolização, tais como broncoscopia, recolha de expetoração induzida ou administração de medicamentos aerossolizados. Para além disso, as máscaras devem ser usadas por indivíduos em espaços fechados com doentes com TB conhecida ou suspeita, tais como trabalhadores em veículos de transporte.

As máscaras N95 filtram partículas $\geq 1$ mícron de diâmetro com uma eficiência de pelo menos 95 por cento, tendo em conta os caudais até 50 litros por minuto. A máscara deve ajustar-se ao rosto de uma pessoa com menos de 10 por cento de fuga de vedação e deve estar disponível fora das salas de AII em vários tamanhos para otimizar o ajuste e garantir a utilização. Os profissionais de saúde (HCWs) devem ser submetidos a um teste de ajuste para determinar o tamanho de máscara mais adequado (Jensen *et al.*, 2005). Os profissionais de saúde que não possam usar uma máscara N95 devido a um ajuste inadequado (por exemplo, indivíduos com barba ou cuja estrutura facial impeça uma vedação estanque) devem usar um respirador purificador de ar elétrico (PAPR).

Existe controvérsia quanto à frequência com que os testes de adaptação devem ser repetidos. A Occupational Safety and Health Administration (OSHA) aplica a norma geral de proteção respiratória que exige testes de adaptação anuais. No entanto, esta norma foi concebida para proteger os trabalhadores contra aerossóis industriais; vários argumentaram que os testes de adaptação anuais não são apoiados pelas provas disponíveis e são indevidamente onerosos para as instalações de cuidados de saúde.

Os doentes com TB conhecida ou suspeita não devem usar máscaras N95, uma vez que estas são concebidas para filtrar o ar antes de ser inalado. Em vez disso, os doentes com TB conhecida ou suspeita que necessitem de procedimentos fora de um quarto de isolamento devem usar uma máscara cirúrgica; estas são concebidas para impedir que as secreções respiratórias da pessoa que usa a máscara entrem no ambiente (Jensen *et al.*, 2005, Dharmadhikari *et al.*, 2012).

### 9.3.6 Avaliação laboratorial

A avaliação laboratorial da TB pulmonar deve ser efectuada com amostras de expetoração para esfregaço ácido-resistente e cultura de micobactérias; sempre que possível, devem ser utilizados métodos rápidos como a microscopia fluorescente e o teste de amplificação de ácidos nucleicos. Deve ser colhida uma série de pelo menos três amostras individuais em intervalos de 8 a 24 horas (com pelo menos uma amostra obtida de manhã cedo). Se o doente não for capaz de produzir uma amostra adequada, deve ser efectuada uma indução de expetoração ou uma broncoscopia, utilizando as precauções adequadas. O equipamento de endoscopia potencialmente contaminado deve ser desinfectado cuidadosamente de acordo com as recomendações do fabricante.

### 9.3.7 Interrupção do isolamento

Um doente pode ser transferido de um quarto AII depois de ter sido excluído o diagnóstico de tuberculose ou depois de ter sido estabelecido um diagnóstico de tuberculose e de estarem reunidas todas as condições seguintes:

> Três amostras consecutivas de expetoração obtidas em dias diferentes são negativas para AFB
> > O doente está a receber uma terapêutica adequada e eficaz
> > O doente está a melhorar clinicamente

Alguns defendem a administração de pelo menos duas semanas de tratamento da TB para pacientes com baciloscopia de AFB inicialmente positiva antes da interrupção do isolamento, embora os dados para essa prática sejam limitados (Sepkowitz, 1996 , Noble, 1981). É prudente manter o isolamento durante toda a hospitalização de pacientes com TB-MDR.

### 9.3.8 Planeamento da alta

Os casos suspeitos ou confirmados de TB devem ser imediatamente comunicados ao departamento de saúde pública local, a fim de acelerar a investigação dos contactos e planear o acompanhamento ambulatório. Os cuidados clínicos devem ser organizados com um prestador de serviços especializado no tratamento da TB. O doente deve receber um fornecimento adequado de medicamentos (não apenas as receitas) para durar até à consulta em ambulatório. Se possível, deve ser organizada uma terapia diretamente observada (DOT).

Nalgumas circunstâncias, os doentes infecciosos (por exemplo, doentes com expetoração positiva para AFB) podem ter alta para casa, desde que não haja membros do agregado familiar imunocomprometidos ou com menos de quatro anos de idade (Jensen *et al.*, 2005). Os doentes infecciosos devem permanecer em casa tanto quanto possível; quando receberem visitas ou saírem de casa, os doentes devem usar uma máscara cirúrgica (não uma máscara N95; as máscaras cirúrgicas são concebidas para impedir que as secreções respiratórias da pessoa que usa a máscara entrem no ambiente). É necessário um acompanhamento cuidadoso para uma avaliação clínica posterior.

### 9.3.9 Cumprimento do controlo de infecções

Foram realizados vários estudos para avaliar o cumprimento dos programas de controlo da infeção por TB nos estabelecimentos de saúde. Um estudo prospetivo que incluiu duas instituições concluiu que, ao longo de um período de dois anos, 19% dos doentes com TB pulmonar não foram isolados no primeiro dia de internamento e que, dos doentes colocados em isolamento para TB, apenas 8% provaram ter TB (Tokars *et al.*, 2001). Os indivíduos que entravam nos quartos de isolamento não usavam máscaras em até 4% dos casos e cerca de metade dos indivíduos usavam máscaras cirúrgicas em vez de máscaras N95, apesar de estarem disponíveis máscaras N95 (Sutton *et al.*, 2000), pelo que é necessário rever regularmente o cumprimento das políticas de controlo de infecções estabelecidas para o controlo da TB.

### 9.3.9.1 Vigilância da tuberculose

A avaliação periódica dos riscos é essencial e deve incluir uma análise da incidência da TB e dos grupos afectados na comunidade; devem ser tabulados os casos ocorridos pelo menos nos cinco anos anteriores. Devem ser identificados e corrigidos os lapsos no controlo da infeção. Os dados relativos à suscetibilidade aos medicamentos para os casos de TB devem ser revistos. Os profissionais de saúde devem ser submetidos anualmente a testes em série para deteção de infeção latente por TB.

As pistas que sugerem uma potencial transmissão de doente para doente incluem uma elevada proporção de casos com hospitalizações prévias no ano anterior, um aumento súbito de casos (especialmente de TB-MDR) ou múltiplos doentes com TB com padrões idênticos de suscetibilidade aos medicamentos (ou padrões de impressões digitais de ADN, se disponíveis). Os dados de vigilância nas regiões relevantes devem ser revistos para detetar um aumento da conversão do teste tuberculínico cutâneo (TST) ou do ensaio de libertação de interferão-gama (IGRA). Devem ser procuradas as causas para o fracasso das intervenções de controlo da infeção, deve ser investigada a possibilidade de outras exposições (doentes e profissionais de saúde) e deve ser notificado o departamento de saúde pública local (Jensen *et al.*, 2005).

## 9.4 INVESTIGAÇÃO DE CONTACTO

A investigação dos contactos deve ser iniciada para identificar prontamente os casos secundários de tuberculose (TB) ativa e latente; estas investigações dos membros da família do doente e de outros contactos próximos na comunidade são geralmente realizadas por funcionários da saúde pública.

Numa instalação de cuidados de saúde, a investigação de contactos pode ser justificada se um doente com TB ativa tiver recebido cuidados antes da instituição imediata de medidas de controlo da infeção. A investigação dos contactos também se justifica se um trabalhador do sector da saúde que tenha estado exposto a outras pessoas num contexto de cuidados de saúde for diagnosticado com TB ativa. Além disso, a identificação da transmissão de TB nosocomial deve levar à revisão da política e das práticas institucionais de controlo da TB.

As investigações de contacto devem ser realizadas em colaboração com o departamento de saúde pública local ou estatal (Anger *et al.*, 2012). O caso índice deve ser entrevistado e os registos médicos relevantes devem ser revistos. Considera-se geralmente que um indivíduo com TB com baciloscopia positiva para AFB foi contagioso três meses antes da primeira expetoração com baciloscopia positiva ou do início dos sintomas, consoante o que ocorrer primeiro. Para os indivíduos com tuberculose com baciloscopia negativa para AFB, considera-se que o período contagioso começou um mês antes do início dos sintomas.

**N/B:** Os doentes e os trabalhadores do sector da saúde potencialmente expostos devem ser submetidos a um rastreio através de sintomas e de uma prova tuberculínica ou de um teste IGRA (a menos que tenha sido documentada anteriormente uma prova tuberculínica ou um teste IGRA positivos). Se o rastreio inicial for negativo, os testes devem ser repetidos 8 a 10 semanas após o fim da exposição.


## Bibliografia


Jensen PA, Lambert LA, Iademarco MF, et al. Diretrizes para a prevenção da transmissão de Mycobacterium tuberculosis em ambientes de cuidados de saúde, 2005. MMWR Recomm Rep 2005; 54:1.

Sepkowitz KA. Quão contagiosa é a tuberculose? Clin Infect Dis 1996; 23:954.

Loudon RG, Spohn SK. Frequência da tosse e infecciosidade em doentes com tuberculose pulmonar. Am Rev Respir Dis 1969; 99:109.

Loudon RG, Roberts RM. Expulsão de gotículas do trato respiratório. Am Rev Respir Dis 1967; 95:435.

Loudon RG, Roberts RM. Singing and the dissemination of tuberculosis (O canto e a disseminação da tuberculose). Am Rev Respir Dis 1968; 98:297.

BATES JH, POTTS WE, LEWIS M. EPIDEMIOLOGY OF PRIMARY TUBERCULOSIS IN AN INDUSTRIAL SCHOOL. N Engl J Med 1965; 272:714.

Tostmann A, Kik SV, Kalisvaart NA, et al. Transmissão de tuberculose por pacientes com tuberculose pulmonar smearnegativa numa grande coorte nos Países Baixos. Clin Infect Dis 2008; 47:1135.

Jones-Lopez EC, Namugga O, Mumbowa F, et al. Aerossóis de tosse de Mycobacterium tuberculosis predizem uma nova infeção: Um estudo de contacto doméstico. Am J Respir Crit Care Med 2013.

Dharmadhikari AS, Mphahlele M, Stoltz A, et al. Máscaras cirúrgicas usadas por pacientes com tuberculose multirresistente: impacto na infecciosidade do ar numa enfermaria de hospital. Am J Respir Crit Care Med 2012; 185:1104.

Moran GJ, Barrett TW, Mower WR, et al. Instrumento de decisão para o isolamento de doentes com pneumonia e suspeita de tuberculose pulmonar admitidos nos serviços de urgência dos EUA. Ann Emerg Med 2009; 53:625.

Nobre, RC. Infecciosidade da tuberculose pulmonar após o início da quimioterapia: revisão dos dados disponíveis sobre uma questão não resolvida. Am J Infect Control 1981; 9:6.

Tokars JI, McKinley GF, Otten J, et al. Utilização e eficácia das práticas de controlo da infeção por tuberculose em hospitais com surtos anteriores de tuberculose multirresistente. Infect Control Hosp Epidemiol 2001; 22:449.

Sutton PM, Nicas M, Harrison RJ. Tuberculosis isolation: comparison of written procedures and atual practices in three California hospitals. Infect Control Hosp Epidemiol 2000; 21:28.

Anger HA, Proops D, Harris TG, et al. Deteção ativa de casos e prevenção da tuberculose entre uma coorte de contactos expostos a casos de tuberculose infecciosa na cidade de Nova Iorque. Clin Infect Dis 2012; 54:1287.

*Escrito por: Dr. Iddah M. Ali*

# Capítulo Dez
## Questões sobre o diagnóstico da tuberculose

## 10.1 INTRODUÇÃO

A tuberculose pode ocorrer em qualquer fase da doença por VIH, e as suas manifestações dependem em grande medida do nível de imunossupressão. No início da doença pelo VIH, os sintomas e sinais são semelhantes aos das pessoas não infectadas pelo VIH: os pulmões são mais frequentemente afectados, com tosse, febre e sinais respiratórios, juntamente com lesões radiográficas, muitas vezes com cavitação. Por outro lado, os locais extrapulmonares são mais frequentemente envolvidos em doentes com imunossupressão, e a tuberculose pulmonar assemelha-se à doença primária (linfonodomegalia, doença miliar e lesões parenquimatosas mínimas). Os locais extrapulmonares mais comuns incluem os gânglios linfáticos (superficiais) e a pleura; menos frequentemente, são afectados o cérebro, o pericárdio, as meninges e o abdómen. Em geral, a tuberculose pulmonar em doentes infectados pelo VIH tem muitas semelhanças com a tuberculose infantil; ambas são paucibacilares, envolvem gânglios linfáticos hilares e mediastínicos, não têm cavitação e são negativas na baciloscopia. Os testes de diagnóstico da tuberculose nesta população têm de ser não só mais sensíveis, mas também aplicáveis a outras localizações para além das pulmonares.

Além disso, os médicos que cuidam de pessoas infectadas pelo VIH têm de considerar a tuberculose no diagnóstico diferencial de muitos complexos de sintomas diferentes e também rastrear a tuberculose regularmente. De facto, a deteção ativa de casos dá resultados elevados quando implementada em clínicas que tratam pessoas infectadas pelo VIH, incluindo mulheres no período pré-natal (Gupta *et al.*, 2007; Sutton *et al.*, 2009; Shah *et al.*, 2009). Os algoritmos clínicos de dez têm uma sensibilidade elevada, mas uma especificidade fraca, e a OMS recomendou a utilização de um algoritmo que enfatiza a utilização da radiografia do tórax e da cultura de expetoração no início da avaliação (Were *et al.*, 2009). A ausência de resposta a um curso de antibióticos de largo espetro, como a amoxicilina ou a combinação de sulfametoxazol e trimetoprim, pode ser usada como prova de apoio, mas isto é muitas vezes complicado porque a resposta parcial de tosse ou febre é comum mesmo com tuberculose subjacente. Devem ser feitos esforços para confirmar o diagnóstico. Podem ser efectuados os seguintes exames, dependendo da indicação, do custo e da disponibilidade.

## 10.2 Deteção direta por microscopia de esfregaço

A microscopia direta do esfregaço, também conhecida como microscopia ácido-rápida, continua a ser um instrumento importante para o diagnóstico da TB na maioria dos contextos de elevada incidência e em micobacteriologia. A microscopia tem a vantagem de ser um método rápido, económico e específico para o diagnóstico da TB na maioria dos contextos, com uma sensibilidade de até 80% em doentes imunocompetentes (Steingart *et al.*, 2007). Tem uma especificidade de mais de 99% para mycobacterium spp. Requer reagentes normalizados com prazos de validade longos e pode ser aplicado com êxito em qualquer laboratório. No entanto, tem vários inconvenientes, incluindo: i) sensibilidade reduzida (tão baixa como 20%) em doentes co-infectados com o VIH, dando assim falsos negativos em 25%-50% dos doentes com TB ativa (Kim *et al.*, 1984; Gordin e Slutkin, 1990). ii) desempenho muito baixo na EPTB paucibacilar (sensibilidade <5% nos fluidos pleural, do LCR e pericárdico), e iii) não permite o teste de suscetibilidade aos medicamentos (Steingart *et al.*, 2007; Kwan, 2011).

Apesar dos esforços extensivos para otimizar a microscopia de esfregaço, incluindo a utilização de concentração, branqueamento, coloração fluorescente e microscopia com LED, o desempenho continua a ser inferior ao ideal em locais com elevada prevalência de VIH (Wilson *et al.*, 2006). Alguns estudos demonstraram que os doentes infectados pelo VIH têm mais probabilidades de ter doença pulmonar ou extrapulmonar com baciloscopia negativa (Reid, 2009; Harries, 2006). Foi comunicada uma vasta gama de positividade da baciloscopia ácido-resistente (31 a 81%) (Steingart *et al.*, 2006). Num estudo realizado na África do Sul com 584 doentes infectados com VIH, apenas um terço das 116 culturas positivas eram positivas para a baciloscopia (Hassim *et al.*, 2010). Num estudo realizado na Tanzânia, uma minoria dos doentes que necessitaram de tratamento por suspeita de TB tinha microbiologia positiva (baciloscopia ou cultura de AFB) (Bakari *et al.*, 2008). A TB pulmonar com baciloscopia negativa ocorre mais frequentemente em doentes infectados pelo VIH devido à sua menor prevalência de cavidades pulmonares. O rendimento da cultura de expetoração é substancialmente mais elevado (85 a 100 por cento), uma vez que a cultura pode detetar apenas dez bactérias por ml de expetoração (Reid, 2009; Garay, 1995).

Em doentes infectados com VIH, um esfregaço positivo para bacilos álcool-ácido resistentes (BAAR) é muito específico para Mycobacterium tuberculosis, mesmo num contexto com uma elevada incidência de complexo Mycobacterium avium (MAC), que se corará de forma semelhante. No San Francisco General Hospital, por exemplo, 248 de 271 (92%) amostras de expetoração que foram positivas para AFB desenvolveram M. tuberculosis em cultura (Yajko *et al.*, 1994). Este valor é comparável ao encontrado em doentes VIH-negativos. Por conseguinte, não é um critério adequado.

## 10.3 Radiografia do tórax

A radiografia do tórax (RXT), também conhecida como radiografia torácica, é a ferramenta de diagnóstico da TB mais utilizada pelos clínicos nos hospitais em contextos de elevada e baixa carga (Wilson *et al.*, 2006). No entanto, a sensibilidade e a especificidade da radiografia torácica para o diagnóstico da TB em diferentes contextos é muito variável, especialmente quando utilizada isoladamente em regiões com elevada prevalência de VIH. Cerca de 10%-71% dos doentes co-infectados com VIH/TB apresentam resultados normais de RXC, apesar de os seus resultados de cultura serem positivos (Wilson et al., 2006). Vários factores, como o estado de VIH, o contexto clínico ou hospitalar primário, a experiência do leitor de RXC e até o sexo do doente, contribuem para a variabilidade do desempenho do RXC (van Cleeff, 2005). Na tuberculose pulmonar clássica, os campos pulmonares superiores estão tipicamente envolvidos e a cavitação pulmonar é muito sugestiva do diagnóstico. No entanto, à medida que a imunidade diminui, é mais provável que os doentes apresentem achados radiográficos atípicos, incluindo infiltrados pulmonares não cavitários, sem preferência particular pelos campos pulmonares superiores (Greenberg *et al.*, 1994). Em particular, nos doentes co-infectados com o VIH que estão gravemente imunocomprometidos, os aspectos radiográficos da TB podem ser atípicos ou estar ausentes, tendo um estudo mostrado que até 32% dos casos de TB ativa apresentavam um RXC normal (Wilson *et al.*, 2006). Um estudo avaliou 133 doentes com SIDA com TB numa única instituição na cidade de Nova Iorque, em que a radiografia do tórax apresentava padrões típicos de TB primária (36%) (Greenberg et al., 1994). Esta tendência foi documentada noutros estudos e deve ser tida em conta quando se depara com um doente sintomático que apresenta uma radiografia torácica normal (Jones *et al.*, 1993; Keiper *et al.*, 1995; Lessnau *et al.*, 1994; Perlman *et al.*, 1997).

As radiografias do tórax não conseguem distinguir entre a tuberculose ativa atual e uma infeção anterior. Além disso, a fraca especificidade da radiografia do tórax significa que um certo número de doentes é indevidamente tratado com tratamento anti-TB, com a consequente morbilidade. A necessidade de um diagnóstico microbiológico definitivo continua a ser elevada. Os resultados laboratoriais devem não só ser exactos, mas também estar disponíveis no mais curto espaço de tempo possível.

## 10.4 Cultura de Mycobacteria tuberculosis

A cultura de M. tuberculosis é considerada a ferramenta de diagnóstico padrão de referência para a TB (Katoch, 2004). Alguns estudos em África mostraram que a cultura pode detetar a tuberculose pulmonar ativa (PTB) e a TB extra-pulmonar que se revelou negativa pela baciloscopia (Hepple *et al.*, 2011). No entanto, o método de cultura é limitado pela taxa de crescimento extremamente lenta do M. tuberculosis, demorando 4-6 semanas para que os resultados estejam disponíveis, limitando assim a sua utilidade para a tomada de decisões clínicas e/ou atrasando o início do tratamento (Drobniewski *et al.*, 2003). Além disso, em doentes infectados com VIH que apresentam frequentemente doença paucibacilar, o rendimento diagnóstico de uma única cultura é reduzido (Katoch, 2004). A realização de culturas requer infra-estruturas laboratoriais e formação em microbiologia para limitar as taxas de contaminação, que continuam a ser limitadas em contextos de escassez de recursos e de elevada incidência de TB (Aziz *et al.*, 2007; Peter *et al.*, 2012).

## 10.5 Novos diagnósticos moleculares

Os métodos de reação em cadeia da polimerase (PCR) que identificam sequências específicas de ADN ou ARNr do M. tuberculosis são novos testes interessantes para o diagnóstico da TB e são conhecidos como testes de amplificação de ácidos nucleicos (NAAT). Vários NAAT comerciais estão amplamente disponíveis e são utilizados para o diagnóstico da TB. Já em 1991, a PCR demonstrou ser muito útil na amplificação e deteção de fragmentos de ADN do M. tuberculosis a partir de amostras clínicas não cultivadas, como o líquido cefalorraquidiano (LCR) e a urina (Del Portillo *et al.*, 1991), geralmente em quantidades demasiado pequenas para serem observadas por técnicas de coloração de rotina. Um ensaio de amplificação de ácidos nucleicos positivo num doente com AFB positivo no esfregaço representa provavelmente TB (Kaplan *et al.*, 2009). Outro estudo demonstrou que a PCR tinha uma sensibilidade muito mais elevada do que qualquer outro método, como a visualização microscópica ou a hibridação do ADN, que foram utilizados na deteção direta do M. tuberculosis (Del Portillo *et al.*, 1991).

## 10.6 Xpert MTB/RIF

O ensaio Xpert MTB/RIF é uma plataforma de PCR em tempo real com excelente sensibilidade, especificidade e baixa taxa de indeterminação que pode fornecer um resultado em menos de duas horas. O ensaio Xpert MTB/RIF integra a extração de ADN, a amplificação genómica e a deteção semi-quantitativa do complexo M. tuberculosis e da resistência à rifampicina (RIF) num sistema totalmente automatizado (Moure, 2011; Soini *et al.*, 1996). Com base nestes dados, em dezembro de 2011, a Organização Mundial de Saúde (OMS) aprovou o ensaio Xpert MTB/RIF para utilização na investigação da TB pulmonar e da TB-MDR. A OMS fez fortes recomendações no sentido de o Xpert MTB/RIF ser utilizado para o diagnóstico de primeira linha da TB em doentes infectados pelo VIH e suspeitos de TB-MDR (OMS, 2011).

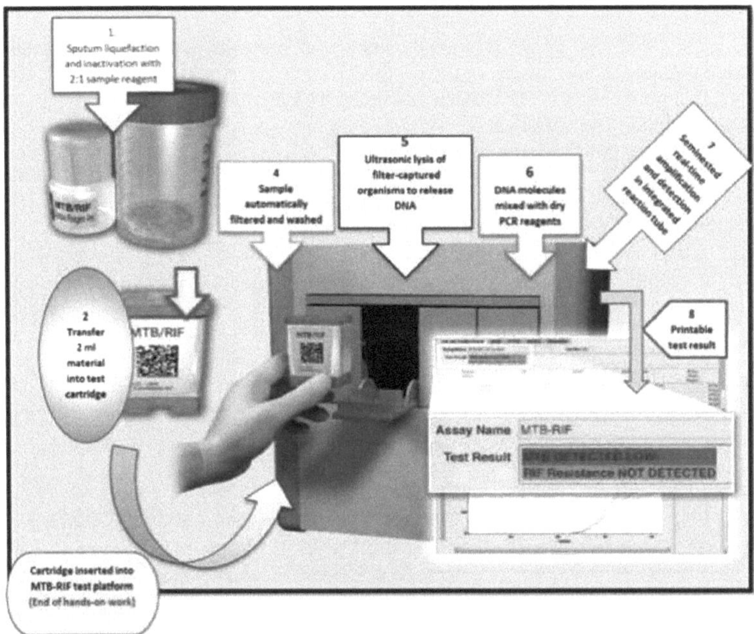


**Figura 10.2 Procedimento de ensaio para o teste MTB/RIF.** Adicionam-se 2 ml de tampão bactericida a 1 ml de urina bem misturada. A mistura resultante é agitada durante cerca de 15 segundos, incubada à temperatura ambiente durante 7 minutos, agitada novamente e novamente incubada durante 8 minutos (um total de 15 minutos). São então retirados 2 ml do reagente de amostra inactivado: a mistura de amostras é transferida para o cartucho MTB/RIF de plástico descartável e carregada no dispositivo GeneXpert. Os restantes passos que se seguem são automatizados. Os resultados gerados automaticamente ficam prontos após 2 horas e são apresentados no ecrã do monitor, indicando se foi detectada resistência a MTB ou RIF.

## Bibliografia


Gupta A, Nayak U, Ram M, et al. Incidência e mortalidade da tuberculose pós-parto entre mulheres infectadas pelo VIH e os seus bebés em Pune, Índia, 2002-2005. Clin Infect Dis 2007; 45:241-249.
Sutton BS, Arias MS, Chheng P, Eang MT, Kimerling ME. The cost of intensified case finding and isoniazid preventive therapy for HIV in-fected patients in Battambang, Cambodia. Int J Tuberc Lung Dis 2009;13:713-718.

Shah S, Demissie M, Lambert L, Ahmed J, Leulseqed S, Kebede T. Intensified tuberculosis case finding among HIV infected persons from a voluntary counseling and testing center in Addis Ababa, Ethiopia. J Acquir Immune Defic Syndr 2009 ; 50:537-545.

Were W, Moore D, Ekwaru P, et al. Uma ferramenta de rastreio simples para a tuberculose ativa em adultos infectados pelo VIH que recebem tratamento antirretroviral no Uganda. Int J Tuberc Lung Dis 2009 ; 13:47-53.
Steingart KR, Henry M, Laal S, et al. Uma revisão sistemática dos testes comerciais de deteção de anticorpos serológicos para o diagnóstico da tuberculose extrapulmonar. Postgrad Med J 2007 ;

83:705-712.

Kim, T.C., et al., Acid-fast bacilli in sputum smears of patients with pulmonary tuberculosis. Prevalência e significado das baciloscopias negativas antes do tratamento e das baciloscopias positivas após o tratamento. Am Rev Respir Dis, 1984. 129(2): p. 264-8

Gordin, F. e G. Slutkin, The validity of acid-fast smears in the diagnosis of pulmonary tuberculosis. Arch Pathol Lab Med, 1990. 114(10): p. 1025-7.

Kwan, C.K. e D.J. Ernst, HIV and tuberculosis: a deadly human syndemic. Clin Microbiol Rev, 2011. 24(2): p. 351-76.

Reid MJ, S. N. (2009). Approaches to tuberculosis screening and diagnosis in people with HIV in resource-limited settings (Abordagens ao rastreio e diagnóstico da tuberculose em pessoas com VIH em contextos de recursos limitados). Lancet Infect Dis, 9, 173-184.

Harries, A.D., N.J. Hargreaves, J.H. Kwanjana, e F.M. Salaniponi, Clinical diagnosis of smear-negative pulmonary tuberculosis: an audit of diagnostic practice in hospitals in Malawi. Int J Tuberc Lung Dis, 2001. 5(12): p. 1143-7.

Steingart KR, Henry M, Ng V, et al. Fluorescência versus microscopia convencional de esfregaço de expetoração para a tuberculose: uma revisão sistemática. Lancet Infect Dis 2006 ; 6:570-581.

Steingart KR, Ng V, Henry M, et al. Métodos de processamento da expetoração para melhorar a sensibilidade da baciloscopia para a tuberculose: uma revisão sistemática. Lancet Infect Dis 2006 ; 6:664-674.

Hassim S, Shaw PA, Sangweni P, et al. Deteção de uma taxa substancial de tuberculose multirresistente numa população infetada pelo VIH na África do Sul através da monitorização ativa de amostras de expetoração. Clin Infect Dis 2010; 50:1053.

Bakari M, Arbeit RD, Mtei L, et al. Bases para o tratamento da tuberculose em doentes infectados pelo VIH na Tanzânia: o papel da radiografia do tórax e da cultura de expetoração. BMC Infect Dis 2008; 8:32. Garay SM. Tuberculose e infeção por VIH. Semin Respir Crit Care Med 1995; 16:187.

Yajko DM, Nassos PS, Sanders CA, et al. Elevado valor preditivo do esfregaço ácido-resistente para Mycobacterium tuberculosis apesar da elevada prevalência do complexo Mycobacterium avium em amostras respiratórias. Clin Infect Dis 1994; 19:334.

Wilson, D., Nachega, J,Morroni, C, Chaisson, R. e Maartens, G. (2006) Diagnosticar a tuberculose com baciloscopia negativa utilizando definições de caso e resposta ao tratamento em adultos infectados pelo VIH. Int J Tuberc Lung Dis10(1), 31-38.

Van Cleeff, M.R., Kivihya-Ndugga,L.E., Meme, H. Odhiambo, J.A.andKlatser, P.R. (2005) The role and performance of chest X-ray for the diagnosis of tuberculosis: a cost effectiveness analysis in Nairobi, Kenya. BMC Infect Dis5,111.

Greenberg SD, Frager D, Suster B, et al. Tuberculose pulmonar ativa em doentes com SIDA: espetro de achados radiográficos (incluindo um aspeto normal). Radiologia 1994; 193:115.

Jones D, Havlir DV. Micobactérias não tuberculosas no paciente infetado pelo HIV. Clin Chest Med 2002 ; 23:665-674.

Keiper MD, Beumont M, Elshami A, et al. Contagem de linfócitos T CD4 e apresentação radiográfica da tuberculose pulmonar. Um estudo da relação entre estes factores em doentes com infeção pelo vírus da imunodeficiência humana. Chest 1995; 107:74.

Lessnau KD, Gorla M, Talavera W. Radiographic findings in HIV-positive patients with sensitive and resistant tuberculosis. Chest 1994; 106:687.

Perlman DC, Segal Y, Rosenkranz S, et al. A farmacocinética clínica da rifampicina e do etambutol em pessoas infectadas pelo VIH com tuberculose. Clin Infect Dis 2005 ; 41:1638-1647.

(Katoch, V. M., Newer diagnostic techniques for tuberculosis. Indian J Med Res, 2004. 120(4) : p. 418-28.

Hepple , P., J. Novoa-Cain, C. Cheruiyot, E. Richter, e K. Ritmeijer, Implementação de cultura líquida para o diagnóstico da tuberculose num ambiente remoto: lesão aprendida.Int J Tuberc Lung Dis, 2011. 15(3): p. 405-7.

Drobniewski , F.A., M. Caws, A. Gibson, e D. Young, Modern laboratory diagnosis of tuberculos. Lancent Infectious Diseases, 2003.3(3): p. 141-147.

Aziz, M., K. Ryszewska, L. Blanc, V. Vincent, H. Getahun, A. Wright, P. Nunn e M. Raviglione, Expanding culture and drug susceptibility testing capacity in tuberculosis diagnostic services: the new challenge. International Journal of Tuberculosis and Lung Disease, 2007. 11(3): p. 247-250.

Peter JG, T. G., van Zyl-Smit R, Haripersad A, Mottay L. (2012). Precisão de diagnóstico de um teste de tira de urina LAM para deteção de TB em pacientes hospitalizados infectados com VIH. The European respiratory journal: jornal oficial da Sociedade Europeia de Fisiologia Clínica Respiratória.

Kaplan JE, Benson C, Holmes KH, et al. Guidelines for prevention and treatment of opportunistic infections in HIV-infected adults and adolescents: recommendations from CDC, the National Institutes of Health, and the HIV Medicine Association of the Infectious Diseases Society of America. MMWR Recomm Rep 2009; 58:1.

Del Portillo, P., L.A. Muliro, and M.E. Patarroyo, Amplification of a species specific DNA fragment of Mycobacterium tuberculosis and its possible use in diagnosis. J Clin Microbiol, 1991. 29(10): 2163-8.

Moure R, Munoz L, Torres M, Santin M, Martin R, Alcaide F; Deteção rápida do complexo Mycobacterium tuberculosis e da resistência à rifampicina em amostras clínicas negativas de esfregaço através da utilização de um método integrado de PCR em tempo real. J Clin Microbiol, 2011; 49(3): 1137-9. 93.

Soini H, Agha SA, El-Fiky A, Viljanen MK; Comparação de amplicor e 32-kilodalton PCR para deteção de Mycobacterium tuberculosis em amostras de expetoração. J Clin Microbiol, 1996; 34(7): 1829-30.

OMS. (2011). *Implementação rápida do teste de diagnóstico XpertMTB/RIF* o. Número do documento)

*Escrito por: Dr. Iddah M. Ali*

## Conclusão e expectativas futuras

O diagnóstico da tuberculose no VIH baseia-se em caraterísticas clínicas e é apoiado por investigações laboratoriais. A tuberculose tem sido associada a doença renal em imunocomprometidos. A resposta protetora e patológica do hospedeiro ao M. tuberculosis é complexa. Por conseguinte, tornou-se extremamente difícil identificar o mecanismo envolvido na proteção. Tanto os modelos animais como os seres humanos serão muito úteis para compreender este agente patogénico (M. tuberculosis) no futuro.

O risco de TB aumenta com a imunossupressão progressiva. Do mesmo modo, a TB tem um impacto negativo na doença do VIH, aumentando o risco de SIDA ou de morte. O risco de TB extrapulmonar e disseminada é maior em doentes infectados pelo VIH com imunossupressão avançada.

São necessários mais estudos sobre a biopsia renal em doentes infectados pelo VIH com imunossupressão avançada para confirmar os nossos resultados.

São necessários estudos de maior dimensão que utilizem uma população maior; neste caso, o ensaio deve ser testado em diferentes populações utilizando diferentes amostras que não sejam de expetoração (LCR, líquido pleural, pus, etc.) no Quénia.

São necessários estudos de maior dimensão que utilizem amostras de urina fresca em doentes infectados pelo VIH com imunossupressão avançada para confirmar os nossos resultados. Isto porque não é claro se a amostra fresca poderia ter produzido melhores resultados do que a amostra congelada.

São necessários mais estudos biológicos moleculares e patológicos para esclarecer melhor os mecanismos subjacentes. O ensaio Xpert MTB/RIF é também uma ferramenta importante para o diagnóstico rápido da tuberculose na urina, bem como para a presença de resistência à rifampicina.

*Escrito por: Dr. Iddah M. Ali*

# APÊNDICE 1: ABREVIATURAS E ACRÓNIMOS

| | |
|---|---|
| AFB | Acid-Fast Bacilli |
| AG | Antigen |
| AMPATH | Academic Model Providing Access To Healthcare |
| ART | Antiretroviral Treatment |
| BCG | Bacillus of Calmette and Guerin |
| CD | Cluster of Differentiation |
| CI | Confidence Interval |
| CXR | Chest X-ray |
| DR | Drug-Resistant |
| DST | Drug Susceptibility testing |
| EPTB | ExtraPulmonary Tuberculosis |
| HIV | Human Immunodeficiency Virus |
| IREC | Institutional Research and Ethics Committee |
| LAM | Lipoarabinomannan |
| LTBI | Latent Tuberculosis Infection |
| MDR TB | Multidrug Resistant Tuberculosis |
| MGIT | Mycobacterial Growth Indicator Tube |
| MHC | Major Histocompatibility Complex |
| MODS | Microscopic Observation Drug Susceptibility Assay |
| MTB | *Mycobacterium tuberculosis* |
| MTRH | Moi Teaching and Referral Hospital |
| NAATs | Nucleic Acid Amplification Tests |
| NPV | Negative predictive value |
| NTM | Non-tuberculosismycobacterium |
| OD | Optical density |
| PCR | Polymerase Chain Reaction |
| PPD | Purified Protein Derivative |
| PPV | Positive predictive value |

| **POC** | Point-of-care |
| **PTB** | Pulmonary tuberculosis |
| **RIF** | Rifampicin |
| **ROC** | Receiver Operating Characteristic |
| **RpoB** | RNA polymerase ß |
| **rRNA** | ribosomal ribonucleic acid |
| **SPC** | Sample processing control |
| **SOP** | Standard operating procedures |
| **SN** | Sputum negative |
| **SS** | Sputum scarce |
| **TB** | Tuberculosis |
| **TNF** | Tumour necrosis factor |
| **TST** | Tuberculin Skin Test |
| **WHO** | World Health Organization |
| **XDR** | TB Extremely Drug Resistant tuberculosis |
| **ZN** | Ziehl-Neelsen |

# APÊNDICE 2: DEFINIÇÕES DE TERMOS

**Valor preditivo positivo (VPP):** A probabilidade de a doença estar presente quando o teste é positivo.

**Valor preditivo negativo (NPV):** A probabilidade de a doença não estar presente quando o teste é negativo.

**Sensibilidade:** A probabilidade de um resultado de teste ser positivo quando a doença está presente (taxa de verdadeiro positivo).

**Especificidade:** A probabilidade de um resultado de teste ser negativo quando a doença não está presente (taxa de verdadeiro negativo).

**Multirresistência:** A resistência a múltiplos fármacos (MDR), multirresistência ou multirresistência é a resistência antimicrobiana demonstrada por uma espécie de microrganismo a múltiplos fármacos antimicrobianos. Os tipos que mais ameaçam a saúde pública são as bactérias MDR que resistem a múltiplos antibióticos; outros tipos incluem os vírus, fungos e parasitas MDR (resistentes a múltiplos medicamentos antifúngicos, antivirais e antiparasitários de uma grande variedade química).

**Gene XpertMTB/RIF:** Ensaio *Mycobacterium tuberculosis/Rifampinina*.

**Amplificação de ácidos nucleicos:** o teste de amplificação de ácidos nucleicos (NAAT) é uma técnica molecular utilizada para detetar um determinado agente patogénico (vírus ou bactéria) numa amostra de sangue ou outro tecido ou fluido corporal. Para tal, detecta e amplifica o ARN ou o ADN do agente patogénico, ou seja, faz cópias extra dos seus ácidos nucleicos.

**Expetoração:** A expetoração é uma substância mucosa (constituída por células e outras matérias) que é segregada nas vias respiratórias do trato respiratório. A expetoração não é o mesmo que a saliva, uma substância segregada na boca para ajudar na digestão. Os termos expetoração e catarro são utilizados indistintamente. O termo muco pode por vezes ser utilizado, mas a expetoração refere-se ao muco segregado especificamente no trato respiratório, enquanto o muco também pode ser produzido no trato gastrointestinal, no trato urológico e no trato genital.

**Microscopia:** A microscopia é o domínio técnico da utilização de microscópios para visualizar objectos e áreas de objectos que não podem ser vistos a olho nu (objectos que não estão dentro do alcance de resolução do olho normal). Existem três ramos bem conhecidos da microscopia: a microscopia ótica, a eletrónica e a de varrimento. A microscopia ótica e a microscopia eletrónica envolvem a difração, reflexão ou refração de radiação electromagnética/feixes de electrões que interagem com a amostra e a recolha da radiação dispersa ou de outro sinal para criar uma imagem. Este processo pode ser efectuado por irradiação de campo largo da amostra (por exemplo, microscopia de luz normal e microscopia eletrónica de transmissão) ou por varrimento de um feixe fino sobre a amostra (por exemplo, microscopia confocal de varrimento a laser e microscopia eletrónica de varrimento).

**Urina:** A urina é um subproduto líquido do metabolismo nos corpos de muitos animais, incluindo os humanos. É expelida pelos rins e flui através dos ureteres para a bexiga urinária, de onde é rapidamente excretada do corpo através da uretra durante a micção. O metabolismo celular gera numerosos subprodutos, muitos deles azotados (ricos em azoto), que necessitam de ser eliminados da circulação sanguínea. Estes subprodutos acabam por ser expelidos do organismo durante a micção, o principal método de excreção de substâncias químicas solúveis em água do organismo. Estes produtos químicos podem ser detectados e analisados através da análise da urina.

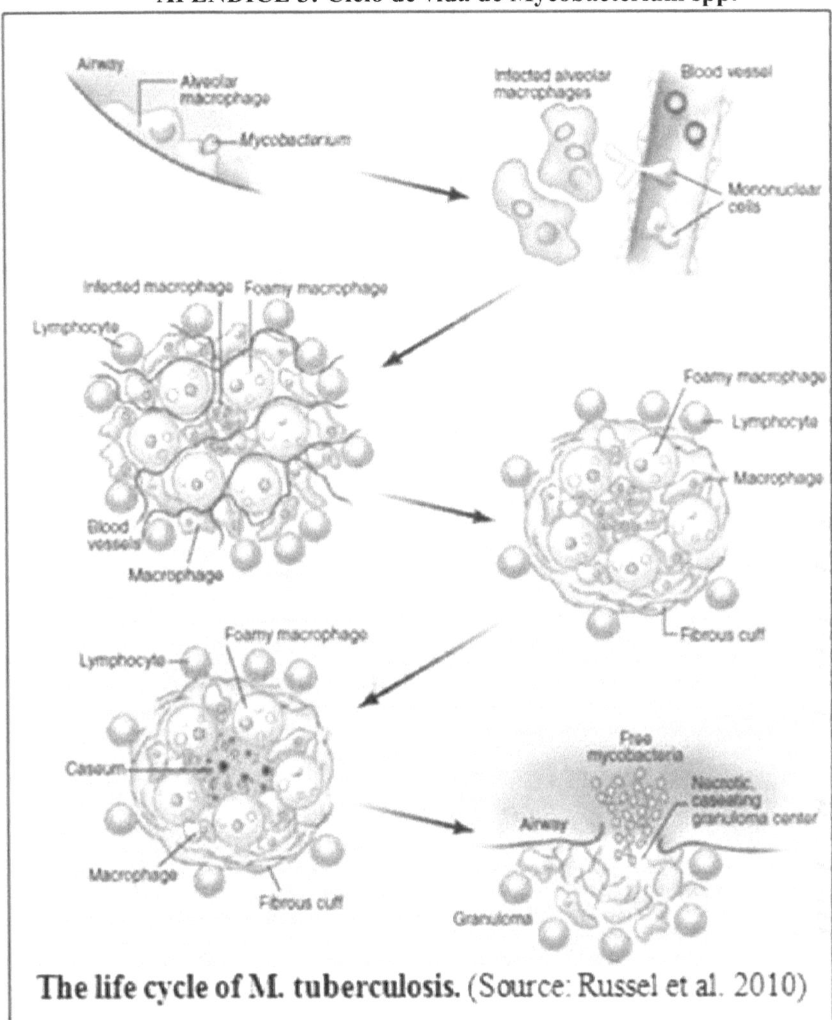


**The life cycle of M. tuberculosis.** (Source: Russel et al. 2010)

# APÊNDICE 4: Ensaio Xpert MTB/RIF na urina

**Princípio:** O ensaio Xpert MTB/RIF (Cepheid GeneXpert® System), apresentado na figura 1.4, é um teste de diagnóstico in vitro por PCR em tempo real hemi-nested capaz de detetar o ADN do complexo M. tuberculosis numa amostra e, simultaneamente, detetar a resistência à rifampicina, incluindo uma avaliação semiquantitativa da carga bacilar. O passo de 15 minutos de mistura do tampão bactericida com a amostra é o único passo prático de todo o processo; esta fase de pré-amplificação torna o M. tuberculosis inviável e inofensivo. Todas estas qualidades do ensaio Xpert MTB/RIF fazem dele uma ferramenta de diagnóstico de eleição para utilização perto do doente, especialmente em locais com instalações de biocontenção deficientes.

Este processo utiliza cinco sondas moleculares sobrepostas complementares a todo o gene rpoB do M. tuberculosis, que contém a região determinante da resistência à rifampicina (RRDR), com 81 pares de bases, e que cobrem todas as mutações encontradas em >99,5% de todas as estirpes resistentes à rifampicina, assegurando que não ocorre reatividade cruzada com micobactérias não tuberculosas. Se pelo menos duas destas sondas rpoB forem positivas com uma diferença de dois ciclos entre si, o resultado será positivo para M. tuberculosis; além disso, se pelo menos uma única sonda rpoB não produzir um sinal mensurável e/ou a presença de um ciclo de 3,5 ou um desvio significativo no valor do limiar do ciclo (Ct) entre o primeiro e o último sinal rpoB, o sistema considera esse facto como um resultado de resistência à RIF.

Estima-se que 95% dos casos de resistência à RIF resultam de mutações encontradas no RRDR. Este ensaio de amplificação por PCR hemi-aninhado, integrado num único cartucho descartável, depende de balizas moleculares fluorescentes de seis cores para detetar a presença de qualquer alvo amplificado. O Xpert MTB/RIF dispõe de um processo de controlo robusto e completo, que funciona como um controlo de qualidade para a captura bacteriana, lise bacteriana, extração de ADN, amplificação e deteção de sondas; este processo utiliza Bacillus globigii, um organismo do solo formador de esporos.

Verificou-se que o ensaio Xpert MTB/RIF tem um limite de deteção (LOD) de 131 CFU/ml de expetoração. Os LODs do Xpert para a urina e outras amostras extrapulmonares ainda não foram estabelecidos. Esta poderia ter sido uma informação vital, especialmente na fase de otimização destas amostras extrapulmonares para utilização em estudos Xpert MTB/RIF. No entanto, vale a pena investigar o desempenho do Xpert MTB/RIF na expetoração, tal como comunicado pela Organização Mundial de Saúde (OMS), uma vez que este dá uma boa previsão do seu provável desempenho em amostras extrapulmonares como a urina.

**Procedimento:** O procedimento do ensaio Xpert MTB/RIF consiste em duas fases que envolvem a preparação manual dos reagentes e da amostra e uma fase automatizada. A fase manual é caracterizada por um tratamento de 15 minutos das amostras de urina com um reagente contendo NaOH e isopropanol que descontamina a amostra, erradicando assim significativamente qualquer possibilidade de risco biológico devido à sua capacidade de reduzir a viabilidade do M. tuberculosis. O rácio amostra de urina: tampão reagente é de 1:2. A mistura é transferida manualmente para um cartucho de plástico descartável previamente carregado com reagentes líquidos e esferas de reagente liofilizadas, após o que o cartucho é cuidadosamente inserido na máquina de ensaio Xpert MTB/RIF. Os restantes procedimentos são automatizados.

**Interpretação e avaliação dos resultados do Xpert MTB/RIF (adaptado das instruções do fabricante) :**

Os resultados foram apresentados na "View Window" do Xpert MTB/RIF como resultado de sinais fluorescentes que são quantificados e processados através de um algoritmo de cálculo incorporado no software Xpert MTB/RIF. Os resultados finais são MTB NEGATIVO ou MTB POSITIVO, com resistência RIF DETECTADA, resistência RIF NÃO DETECTADA ou INDETERMINADA. No caso de 74 resultados positivos para M. tuberculosis apresentarem resistência à RIF DETECTADA ou INDETERMINADA, o produto da amplificação é extraído em condições estéreis, em gelo, com uma seringa de insulina, transferido para um tubo appendorf de PCR e armazenado a -80oC para posterior sequenciação. A repetição dos testes só era necessária no caso de os resultados serem apresentados como "INVÁLIDO", "INDETERMINADO", "ERRO" ou "SEM RESULTADO", uma vez que tal poderia significar que existia um problema ou uma falha na forma como a preparação da amostra foi efectuada ou que o volume transferido para o cartucho poderia ter sido demasiado pequeno para o processamento. Limiar do ciclo

(Ct) também foram apresentados no caso de um resultado positivo. Os valores Ct representam o número de ciclos necessários para que o sinal fluorescente ultrapasse um determinado nível de fundo ou limiar. Sabe-se que os valores Ct são inversamente proporcionais à quantidade de ADN-alvo do M. tuberculosis na amostra de urina, pelo que um valor Ct mais baixo é representativo de uma concentração inicial mais elevada de M. tuberculosis na urina e valores Ct mais elevados reflectem uma concentração inicial mais baixa na amostra de urina. Dependendo do valor de Ct do ADN-alvo do M. tuberculosis, os resultados positivos são apresentados como uma semiquantificação e exibidos como ALTO, MÉDIO, BAIXO ou MUITO BAIXO, conforme indicado no quadro seguinte.

**Tabela: Nome do resultado XpertMTB/RIF e intervalo de valores Ct**

| MTB result | Ct range |
| --- | --- |
| High | <16 |
| Medium | 16-22 |
| Low | 22-28 |
| Very Low | >28 |

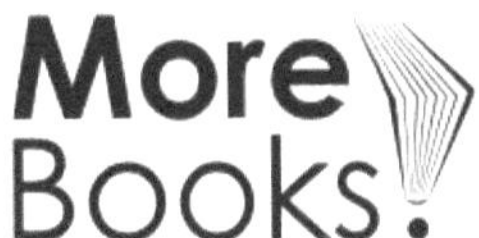


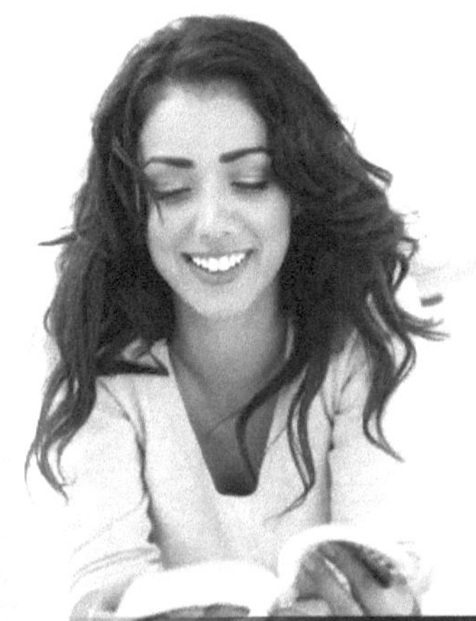

# I want morebooks!

Buy your books fast and straightforward online - at one of world's fastest growing online book stores! Environmentally sound due to Print-on-Demand technologies.

Buy your books online at
**www.morebooks.shop**

Compre os seus livros mais rápido e diretamente na internet, em uma das livrarias on-line com o maior crescimento no mundo! Produção que protege o meio ambiente através das tecnologias de impressão sob demanda.

Compre os seus livros on-line em
**www.morebooks.shop**

info@omniscriptum.com
www.omniscriptum.com

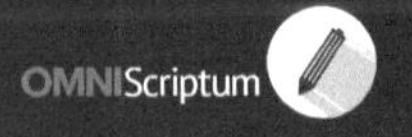

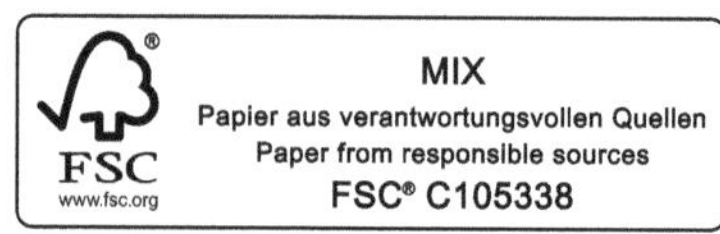


Printed by Books on Demand GmbH, Norderstedt / Germany